CONTRIBUTION A L'ÉTUDE

DU

FIBROMA MOLLUSCUM

PAR

E. BOUDET

Docteur en médecine de la Faculté de Paris.

PARIS

A. PARENT, IMPRIMEUR DE LA FACULTÉ DE MÉDECINE

A. DAVY, successeur

52, RUE MADAME ET RUE MONSIEUR-LE-PRINCE, 14

1883

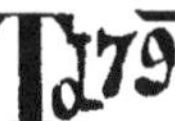

CONTRIBUTION A L'ÉTUDE

DU

FIBROMA MOLLUSCUM

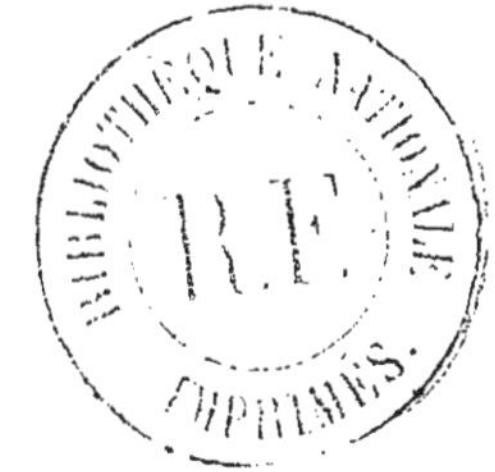

PAR

E. BOUDET

Docteur en médecine de la Faculté de Paris.

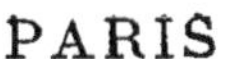

PARIS

A. PARENT, IMPRIMEUR DE LA FACULTÉ DE MÉDECINE

A. DAVY, successeur

52, RUE MADAME ET RUE MONSIEUR-LE-PRINCE, 14

1883

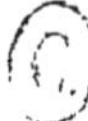

CONTRIBUTION A L'ÉTUDE

DU

FIBROMA MOLLUSCUM

AVANT-PROPOS.

Dans le courant de l'année 1883, il m'a été donné d'observer à l'hôpital Cochin (service annexe de M. Moizart), un cas de fibroma molluscum généralisé, congénital, qui attira mon attention.

M'étant livré à quelques recherches, je ne tardai pas à me convaincre que les auteurs étaient encore loin de s'entendre sur la dénomination de molluscum, et que, faute d'une bonne définition, une certaine obscurité régnait encore sur la pathologie de ces curieuses tumeurs.

En outre, il me fut facile de m'assurer que les cas qu'on pouvait considérer comme du fibroma molluscum authentique ne rentraient pas tous dans le même type, et le principal fait qui se dégagea de la lecture des observations fut que le fibroma molluscum présentait des caractères différents, suivant qu'il était généralisé ou circonscrit.

Enfin, au cours de mes recherches, je fus amené à traduire un mémoire tout récent du professeur Recklinghausen (de Strasbourg), mémoire très peu connu en France (1). Ce travail, fait avec un soin extrême, écrit avec l'autorité que donnent à l'auteur de belles recherches anatomiques depuis longtemps poursuivies, présentait des vues très originales et fort imprévues sur le sujet qui m'occupait.

Les motifs qui m'ont engagé à prendre le fibroma molluscum comme sujet de ma thèse me semblent nettement établis par ce qui précède : la nécessité d'une bonne définition, celle d'une division rationnelle des divers cas, et enfin le désir de vulgariser en France les points essentiels du beau mémoire de Recklinghausen, telles sont les causes inspiratrices de mon travail.

(1) Je saisis ici l'occasion de remercier M. Rieder et M. Van Amstel Hollman, qui ont mis à mon service leur parfaite connaissance de la langue allemande.

CHAPITRE PREMIER.

DÉFINITION. — HISTORIQUE. — DÉLIMITATION DU SUJET. — DIVISION.

I. *Définition.* — J'appelle *fibroma molluscum* (1), le fibrome mou de la peau.

On l'a dit bien souvent, mais on ne saurait trop le répéter : pour s'entendre sur les choses il faut d'abord s'entendre sur les mots. Il me paraît donc nécessaire de commencer par marquer d'une façon nette la signification de chacun des mots qui composent l'expression que j'adopte.

Que faut-il entendre par fibrome? J'écarte d'abord comme trop vaste la définition donnée par M. Verneuil, en 1855 (2). Il comprenait sous ce nom « toutes les tumeurs constituées par les éléments parfaits ou imparfaits du tissu cellulaire, à l'état d'homogénéité ou de mélange avec une petite proportion d'autres éléments anatomiques normaux, » confondant ainsi dans le groupe des tumeurs fibreuses les tumeurs fibro-plastiques, embryo-plastiques, qu'on en a séparées depuis sous le nom de sarcomes. Si cette définition est trop compréhensive, celle de M. Heurtaux (3), au contraire, me paraît ne pas l'être assez ; cet auteur réserve le nom de fibrome aux tumeurs constituées par des éléments de tissu conjonctif à un état de complet développement.

(1) Je rappelle ici que cette dénomination est due à Virchow.
(2) Verneuil. Mémoires de la Société de biologie, 1855, p. 185.
(3) Heurtaux. Art. Fibrome, in dict. de Jaccoud.

Or, dans les tumeurs que j'ai à étudier, l'état de développement du tissu conjonctif est plus ou moins avancé, selon que l'excroissance cutanée est grande ou petite, ancienne ou récente, et même selon qu'on examine telle ou telle partie d'une même tumeur.

Je proposerai donc d'adopter la définition de Cornil et Ranvier. Pour eux les fibromes sont des tumeurs composées de tissu fibreux, c'est-à-dire d'une « substance fondamentale fasciculée au milieu de laquelle sont disposées des cellules plasmatiques anastomosées les unes avec les autres, possédant un noyau et une masse de protoplasma ».

Avec le mot *fibrome* nous avons la caractéristique anatomique de l'affection ; la caractéristique clinique sera donnée par le mot *molluscum*, qui désigne la consistance mollasse, la flaccidité des tumeurs ; nous verrons, en effet, que c'est là un de leurs caractères essentiels.

Les auteurs ne sont pas d'accord sur l'étymologie du mot *molluscum* : les uns le font dériver du nom des îles Moluques où l'affection aurait été commune ; d'autres, et Bazin (1) est du nombre, pensent qu'on a voulu rappeler une analogie de forme des excroissances cutanées avec les tubercules de l'érable. Il est beaucoup plus probable qu'on a eu en vue la mollesse des tumeurs. C'est, en effet, avec cette signification que le mot est employé par les anciens auteurs. Plenck, qui ne connaissait pas encore l'affection décrite sous ce nom, s'en sert pour caractériser une espèce de verrues : « *Verruca carnea seu mollusca est tuberculum*

(1) Bazin. Leçons théoriques et cliniques sur les affections cutanées artificielles, 1862, p. 445.

molle, sensile, cuti concolor vel rubens, sæpe pilosum, etc. (1). Plus tard, en parlant du malade de Tilesius (1793), qui est le premier cas décrit de la maladie, Ludwig dit ; *Corpus tectum est verrucis mol-« libus, sive molluscis*, etc.

Quoi qu'il en soit de son origine, le mot molluscum résume admirablement les caractères cliniques de ces tumeurs, et je l'adopte de préférence au mot *dermoïde* proposé par M. Lancereaux (2). Cette dernière expression a déjà en pathologie une acception parfaitement déterminée et dont il ne faut pas la détourner. On appelle kystes dermoïdes des kystes dont le caractère essentiel est d'avoir pour sac une membrane dont la texture se rapproche beaucoup de celle de la peau, et qui renferment les produits les plus curieux, tels que poils, os, etc. L'épithète dermoïde ayant été réservée à ces kystes, il me paraît que la prendre dans une autre acception pourrait créer une confusion regrettable.

Conservons donc ce mot de *molluscum*, mais en lui donnant seulement sa signification clinique, et surtout réservons-le spécialement à l'affection qui nous occupe,

Historique. — Employé pour la première fois par Willan pour désigner les tumeurs fibreuses cutanées molles, le mot molluscum a eu un immense succès; suivi d'un qualificatif il a servi d'étiquette aux affections les plus disparates, et il est peu de tumeurs cutanées auxquelles on ne l'ait appliqué.

(1) Plenck. Doctrina de morbis cutaneis. Vienne, 1783, p. 97.
(2) Lancereaux. Anat. path., 1875, p. 373.

Bateman, le premier (1817), ouvrit la voie en appelant *molluscum contagiosum*, l'affection cutanée désignée successivement sous les noms d'*acné molluscum* (Chausit), *acné molluscoïde* (Caillaut), *acné sébacée* (Cazenave), et, enfin, définitivement séparée et classée par Bazin, en 1851, sous le nom d'*acné varioliforme*.

Biett, dans l'article *Molluscum*, du dictionnaire en trente volumes, ajoute aux deux formes décrites par Bateman une troisième, observée surtout sur les jeunes femmes à la suite de couches et caractérisée par des tumeurs petites, aplaties, fendillées au sommet, brunâtres, indolentes, répandues particulièrement sur le cou.

Rayer décrit un *cancer mollusciforme*; Alibert, le *molluscum fongoïde*.

Jacobowics (1840) comprend sous le nom de molluscum trois espèces de tubercules : *tubercula fungosa, atheromatosa, variegata*. Dans la première classe il range à côté du molluscum vrai les tumeurs gommeuses et ulcères endémiques de Bontius, les divers mycosis d'Alibert. La seconde classe est formée par le molluscum contagiosum ; quant à la troisième, celle des tubercules bigarrés, il est fort difficile de se reconnaître au milieu des nombreuses tumeurs qu'il y réunit.

Hale Thomson (1841) observe un cas assez remarquable de fibroma molluscum authentique (obs. VIII) et, probablement à cause du liquide qui imbibe les mailles du tissu des tumeurs, lui donne le nom de *molluscum albumineux*, créant ainsi du même coup une confusion nouvelle.

Malgré le mémoire de Bazin sur l'acné varioliforme

paru en 1851, Diaz de Bedoya, dans sa thèse inaugurale (1856), divise encore le molluscum en pendulum et contagiosum; la définition qu'il en donne prouve évidemment que la question est demeurée très obscure pour lui. Il dit, en effet, que le molluscum est constitué « par des tumeurs dont le sommet est percé d'un orifice à travers lequel on peut faire sortir par pression une matière lactescente ou athéromateuse. »

Bazin (1862) reconnaît encore trois variétés de molluscum : *pendulum, granuleux et stéarique.* Il admet que les tumeurs du molluscum pendulum, constituées par de petites poches flasques et vides, sont : 1° *primitives* et développées alors aux dépens des aréoles du derme; 2° *secondaires* et résultant d'une pustule d'acné varioliforme vidée de sa matière sébacée. Ce qu'il appelle *molluscum granuleux* est le *varus miliaire* d'Alibert, l'*acné miliaire* de Hardy, le *milium* d'Hébra. Son *molluscum stéarique* constitue la loupe de la peau.

Hardy (1865), dans son article *acné* (Dictionnaire de Jaccoud), dit que le molluscum est l'exagération de l'acné varioliforme, qu'il est formé par les glandes sébacées hypertrophiées. Je dois ajouter que dans l'article *molluscum*, publié en 1877, il réserve cette appellation aux tumeurs fibreuses de la peau; mais en 1865, il y rapportait encore son *acné miliaire,* dont il décrivait une nouvelle forme siégeant au scrotum sous le nom de *molluscum pisiforme*; enfin, il y faisait rentrer aussi sous le nom de *molluscum athéromateux,* l'affection dont Bazin (1) avait cité un exemple, rapporté dans la thèse de Lutz, et qu'il avait proposé d'appeler acné éléphantiasique.

(1) Bazin. Leçons sur la scrofule, 1861, p. 530.

Dans l'article *Molluscum* du Dictionnaire encyclopédique, on trouve encore décrits un *molluscum folliculaire* (acné varioliforme), un *molluscum fibrome*, et un *molluscum lympho-adénique*, qui n'est autre que le *mycosis fongoïde* ou *lymphadénie cutanée*.

Comme on le voit, la confusion a été aussi complète que possible. Grâce aux études anatomo-pathologiques de Beale, Rokitansky, Virchow, Verneuil, Billroth, Rindfleisch, Fagge et Howse, etc., on a successivement séparé du molluscum toutes les tumeurs acnéiques, sarcomateuses, lymphatiques, et à l'heure actuelle on s'accorde généralement à réserver ce nom au molluscum fibreux. Cette dernière expression est surtout employée par les auteurs anglais ; ils disent tantôt *molluscum fibrosum* et tantôt *fibroma molluscum*. Puisqu'il est admis que le molluscum est toujours fibreux, il serait bon de rejeter entièrement la première dénomination, qui pourrait faire supposer qu'il y a d'autres espèces de molluscum, et de se rallier à la seconde, où le mot molluscum, au lieu d'être considéré comme un genre comprenant plusieurs espèces, est pris comme qualificatif et désigne une espèce particulière de fibrome, ce qui est absolument conforme à la réalité des faits.

Délimitation du sujet. — J'ai dit en commençant : le fibroma molluscum est le fibrome mou de la peau.

On pourrait me demander avec raison s'il existe des fibromes durs du tégument et quelles sont les limites qui les séparent des fibromes mous que je veux étudier.

A cet égard, je répondrai que la lecture des observations m'a amené à ce résultat que tous les fibromes vrais de la peau sont des tumeurs molles. Un seul auteur, M. Besnier (1), à signalé et étudié sous le nom de dermato-fibromes des tumeurs cutanées dures, qu'il prétend formées par du tissu fibreux.

Le mémoire de M. Besnier est trop important, il touche de trop près à mon sujet pour que je n'en donne pas une analyse succincte et que je ne dise les raisons qui me font repousser ses conclusions.

M. Besnier divise les tumeurs fibreuses de la peau en trois variétés déterminées par l'étage dermique qui leur donne naissance :

1° *Fibromes de l'étage superficiel* ou *couche papillaire* : ces fibromes sont mous et correspondent au molluscum vrai, fibreux, pendulum.

2° *Fibromes de l'étage moyen.* Ces fibromes, dit M. Besnier, sont durs, plats et sessiles ; mais je ne m'arrête pas à discuter cette variété, car M. Besnier n'apporte en sa faveur aucune preuve anatomique.

3° *Fibromes de l'étage inférieur,* ou *hypoderme de M. Besnier* (2). Ces tumeurs sont sphériques, plus ou moins complètement mobiles, dures, enkystées secondairement, etc. C'est à ces dernières seulement qu'il réserve le nom de dermato-fibromes.

M. Besnier cite un exemple de cette dernière variété que je vais discuter.

Un enfant de 12 ans présentait depuis sa naissance,

(1) Annales de dermatologie et de syphiligraphie, 1880, p. 206.

(2) Nous rappelons ici que le savant médecin de l'hôpital Saint-Louis donne le nom d'hypoderme au fascia superficialis ou tissu cellulaire sous-cutané. Il le considère comme naissant sans ligne de démarcation de la face profonde du derme et comme appartenant à tous égards au tégument.

outre des taches pigmentaires, des tumeurs isolées et des tumeurs conglomérées, de consistance ferme, assez dure, non douloureuses spontanément, mais très sensibles à la pression.

A l'examen histologique biopsique, on trouva au centre, du tissu fibreux, à la périphérie, un tissu jeune avec des vaisseaux de nouvelle formation, dont les parois sont constituées par des cellules fusiformes. Les éléments sarcomateux, plus nombreux à la périphérie, étaient d'une manière générale d'autant moins abondants que les tumeurs étaient plus développées. L'épiderme et le derme étaient amincis : entre la face profonde du derme et le néoplasme se trouvaient des glandes sudoripares atrophiées et pigmentées.

Et d'abord, cette tumeur méritait-elle bien réellement le nom de fibrome ? Je ne le crois pas : dès le début de mon travail, j'ai fixé le terrain de toute discussion à cet égard, en adoptant la définition si claire et si précise de Cornil et Ranvier. Or ces auteurs font la remarque suivante : « Pour qu'une tumeur soit dite un fibrome, il ne suffit pas qu'elle contienne du tissu conjonctif ; il faut de plus qu'elle ne contienne aucun autre tissu » ; or, la tumeur dont parle M. Besnier renfermait évidemment des éléments sarcomateux, et j'ai le droit de repousser pour elle la dénomination de fibrome.

En outre, la classification de M. Besnier, basée sur le siège originel des tumeurs, me semble difficilement acceptable : d'après la majorité des anatomo-pathologistes, que je cite plus loin, cette recherche du siège originel est très délicate dans un grand nombre de tumeurs ; et, quand on trouve noté l'étage dermique où la tumeur a pris naissance, on voit qu'il s'agit toujours des couches profondes, de la couche réticulaire ou de l'hypoderme. D'ailleurs, il est des cas (Recklinghausen) où un même sujet, porteur de fibromes multiples, en présentait qui étaient d'origine dermique, à côté d'autres qui naissaient dans la couche cellulaire sous-cutanée. Comment sera-t-il possible d'établir une classification nosologique des fibromes de la peau d'après leur origine dans tel ou tel étage du derme?

En résumé, je ne crois pas que la peau puisse présenter un fibrome vrai, authentique, qui n'ait pas un certain degré de mollesse ; je crois que ce qui a été appelé fibrome dur est très suspect en tant que fibrome. Par suite les limites de mon sujet me semblent nettement tracées : en étudiant le fibroma molluscum, le fibrome mou du derme, j'étudierai tous les fibromes vrais de la peau.

Division du sujet. — Lorsqu'on parcourt quelques observations de fibroma molluscum, on s'aperçoit vite que les malades peuvent être classés en deux catégories : les uns sont couverts d'excroissances peu volumineuses qu'ils ont depuis leur enfance ; les autres présentent une tumeur volumineuse, quelquefois deux ou trois au plus, dont ils font remonter le début à un âge assez avancé. Une observation quelconque de fibroma molluscum peut être rangée dans l'un de ces deux cas ; c'est ce qui m'amène à diviser cette affection en deux espèces :

1° Fibroma molluscum généralisé ;

2° Fibroma molluscum circonscrit.

Cette division n'existe pas dans les traités classiques.

Dans les observations, les auteurs emploient quelquefois les épithètes *généralisé* et *circonscrit*, mais sans y attacher une grande importance et pour marquer seulement une différence numérique. Je me propose de démontrer qu'il y a entre ces deux formes de fibroma molluscum des différences beaucoup plus profondes, qu'il s'agit là non pas de deux affections, mais de deux espèces d'une même affection (fibrome mou) distinctes dans leurs symptômes, leur début et leur marche, dictinctés aussi dans leur constitution histologique, d'après les recherches récentes de Recklinghausen.

J'aurai donc à justifier ma classification :

1° *Au point de vue clinique.* — Ce sera l'objet du chapitre II.

2° *Au point de vue anatomo-pathologique.* — Ce sera l'objet du chapitre III. Je donnerai dans ce chapitre l'analyse du mémoire de Recklinghausen.

Le chapitre IV sera consacré à l'étude du *début* et de l'*évolution*.

Dans le chapitre V, je parlerai des *dégénérescences* du fibroma molluscum.

Enfin, dans le chapitre VI, je dirai quelques mots très courts au sujet du *traitement*.

CHAPITRE II.

SYMPTOMATOLOGIE.

I. *Fibroma molluscum généralisé.* — Le fibroma molluscum généralisé se présente sous l'aspect de tumeurs cutanées plus ou moins nombreuses, plus ou moins saillantes, arrondies, molles, indolentes, généralement de petit volume.

L'affection paraîtrait affecter une certaine préférence pour le sexe féminin.

Ces tumeurs siègent sur toute la surface du corps. Elles sont presque toujours plus confluentes sur le tronc, le cou et la tête, moins nombreuses sur les membres, et sur chaque membre elles deviennent plus rares à mesure qu'on s'éloigne de la racine. Les organes génitaux externes n'en sont pas dépourvus. Je rappelle à ce propos que dans un mémoire sur le molluscum simplex de la grande lèvre, M. Marfan (1) fait cette remarque que dans les observations de molluscum généralisé qu'il avait pu recueillir il n'avait pas vu figurer la grande lèvre parmi les régions atteintes. Or, dans l'obs. III, on note des tumeurs nombreuses sur les parties sexuelles externes, et la femme qui fait le sujet de l'obs. IV avait de chaque côté sur les grandes lèvres quatre ou cinq petites excroissances peu saillantes et même une petite tumeur de la grosseur d'un haricot.

(1) Archives de tocologie. Déc. 1882.

Sur cette question du siège, je dois aussi mentionner que Hilton-Fagge et Howse signalent comme toujours indemnes la paume des mains et la plante des pieds ; ils donnent l'absence des tumeurs dans ces régions comme venant à l'appui de leur opinion sur l'origine du fibroma molluscum aux dépens du tissu conjonctif entourant le follicule pileux et la glande sébacée. Des faits contraires ont été observés depuis (obs. III).

L'autopsie a montré quelquefois (obs. I et III) des tumeurs fibreuses sur les organes internes, mais aucun phénomène clinique n'avait révélé leur présence pendant la vie.

Le volume des tumeurs est variable depuis celui d'une grosse tête d'épingle jusqu'à celui d'une noix et même d'un œuf de poule ; cette dernière dimension est rarement dépassée. Les plus petites ne font pas toujours de saillie appréciable à l'œil ; on les sent au toucher comme des grains de plomb incrustés dans le derme ; celles qui atteignent la grosseur d'un noyau de cerise s'élèvent au-dessus de la peau, elles sont arrondies, sessiles, leur base étant égale à leur sommet ou même plus large : on dirait de petites verrues. Lorsqu'elles ont des dimensions plus fortes, elles ont de la tendance à se pédiculiser et à devenir pendantes.

Les tumeurs font corps avec la peau et se déplacent avec elle. Leur coloration est normale ou un peu rosée, lorsque par leur siége elles sont exposées aux frottements. Le sommet présente quelquefois de fines arborisations vasculaires qui, par leur confluence, peuvent donner lieu à une teinte violacée peu foncée. Souvent, surtout sur les tumeurs siégeant au dos, on voit à la surface des points noirs qui ne sont autre chose que le goulot obstrué du canal d'une glande sébacée légèrement hypertrophiée, ou distendue par accumulation de sebum ; par la pression on fait sourdre cette matière sous la forme de corps vermiculaires. Il importe de remarquer qu'il s'agit là d'une coïncidence, d'un fait accessoire, que cette glande sébacée n'est là que comme une dépendance de la peau qui recouvre le néoplasme et qui a été repoussée par lui.

Lorsque les excroissances cutanées siégent sur des régions pourvues de poils, l'écartement de ceux-ci augmente en raison de la distension des téguments ; on a noté aussi leur atrophie et leur chute.

La consistance des tumeurs est variable, mais offre toujours un certain degré de mollesse et de flaccidité. Quelques auteurs, Recklinghausen entre autres, attribuent cette mollesse à la présence, en plus ou moins grande quantité, de l'élément cellulaire au milieu des faisceaux de tissu fibreux. J'aime mieux me ranger à l'opinion de Rindfleisch, Cornil et Ranvier, Daniel Mollière, qui en font la conséquence de l'imbibition des mailles du tissu par une sérosité albumineuse.

Toutefois, la sensation de mollesse n'est pas toujours en raison directe du degré d'infiltration ; la rénitence augmente, en effet, si la tumeur est trop distendue, en même temps que la peau prend un aspect poli et luisant rappelant celui des téguments œdématiés. A côté de ces tumeurs, on en voit d'autres qui sont affaissées, ridées, flasques, et donnent tout à fait la sensation d'un scrotum privé de son testicule, ou, pour employer la comparaison de Bazin, d'un grain de raisin vidé de ses pépins.

La consistance n'est pas uniforme dans tous les points d'une même tumeur ; le fait est facile à constater sur les tubercules de grosseur moyenne : le doigt qui presse déprime d'abord à la périphérie un tissu mou, spongieux, lâche, et arrive plus profondément sur un noyau central plus ferme. Recklinghausen insiste beaucoup sur ce point; il dit même qu'on sent dans l'intérieur des tumeurs une série de nodosités réunies entre elles par des faisceaux, disposées en chapelet ou en réseau, et donnant la sensation d'un « paquet d'ascarides senti à travers les parois intestinales. » J'ai cherché cette sensation sur la malade de l'hôpital Cochin (obs. IV) : je n'ai pu arriver à la percevoir nettement; j'ai toujours senti un tissu mollasse, dont la consistance augmentait progressivement à mesure qu'on enfonçait, pour aboutir à une partie centrale formant non pas un noyau limité, dur, mais plutôt un empâtement diffus, rénitent, semi-dur.

Hébra prétend que le molluscum généralisé coïncide souvent avec un développement physique et intellectuel incomplet. M. Hardy n'admet pas cette opinion. Je peux dire, pour ma part, que la malade que j'ai observée était d'une taille au-dessous de la moyenne, mais du reste assez bien conformée, et son intelligence ne paraissait pas inférieure à celle des femmes de sa condition.

Un fait plus constant et d'une valeur considérable, qui ressort de la lecture des observations, c'est la coexistence très fréquente avec l'affection qui nous occupe des nævi pigmentaires, pileux, vasculaires, verruqueux (obs. I, IV, VII, XV, XVI). Je signalerai encore la concordance des déclarations des malades, qui se rappellent généralement avoir toujours eu leurs tumeurs; et c'est en me basant sur un assez grand nombre d'observations que je puis affirmer la congénitalité du fibroma molluscum generalisé. Je rapprocherai de la congénitalité le fait de l'hérédité, qui est assez commun ; non seulement l'affection peut atteindre les descendants de ceux qui en sont porteurs, mais encore plusieurs enfants, nés de parents qui d'ailleurs peuvent être indemnes, seront frappés simultanément.

Je n'insiste pas sur les trois derniers points que je viens de signaler (coexistence avec les nævi, congénitalité, hérédité) ; j'aurai l'occasion d'y revenir plus longuement à propos du mode de développement.

Quand j'aurai ajouté que les tumeurs sont toujours indolentes et qu'elles n'occasionnent aucune gêne, à tel point que les malades ne tombent guère sous l'observation du médecin qu'à l'occasion d'une maladie intercurrente, j'aurai donné le tableau symptomatologique des cas de molluscum *généralisé*, je pourrais dire *très généralisé*, qui restent *stationnaires*.

J'ai dit *très généralisé* à dessein; en effet, c'est presque toujours dans les cas où les tumeurs sont très nombreuses qu'on note l'état stationnaire, l'absence d'évolution. Au contraire, dans d'autres cas où le chiffre des excroissances cutanées ne dépasse guère la soixantaine, on peut quelquefois observer une marche toute différente : tandis que le plus grand nombre des tumeurs ne subit pas de changement appréciable, on en voit une ou deux augmenter de volume, lentement au début, puis de plus en plus rapidement, et acquérir avec le temps des dimensions énormes. L'époque de la vie où se produit cet accroissement est variable ; c'est quelquefois à la puberté, d'autres fois à l'occasion d'une grossesse, si la tumeur siège à la grande lèvre. Il est impossible de rien préciser à ce sujet.

Quoi qu'il en soit, cette tumeur (que j'appellerais volontiers *tumeur majeure*, pour éviter une périphrase), en se développant, se pédiculise et garde sa forme arrondie, ou prend l'aspect d'un repli de peau épaissie, d'une espèce de fanon. Elle demeure molle, pâteuse, et d'une manière générale offre tous les caractères du fibroma molluscum circonscrit, que je vais maintenant décrire.

II. *Fibroma molluscum circonscrit.* — Les sujets atteints de fibroma molluscum *circonscrit* présentent une, deux, rarement trois tumeurs (dans ce dernier cas, souvent situées à côté l'une de l'autre), de volume variable, mais toujours assez considérable, et d'autant plus que l'affection est plus ancienne.

Dans certains cas, les dimensions étaient véritablement colossales. L'observation la plus remarquable sous ce rapport est certainement celle d'Éléonor Fitzgerald, rapportée par John Bell (1). Cette femme présentait un énorme repli de peau, long d'un mètre et demi, naissant de l'oreille, qui était extrêmement allongée, et du derrière de la tête, couvrant le cou, la poitrine et l'abdomen, et tombant en bourrelets volumineux semblables à un paquet d'intestins. La malade, lorsqu'elle était assise, était obligée de retenir cette masse monstrueuse sur ses genoux, avec ses deux mains, pour l'empêcher de rouler à terre. Dans les cas cités par V. Mott (obs. XVII), on voit des tumeurs assez volumineuses, s'étendant, dans un cas, de la tempe au-dessous de la mâchoire ; dans un autre, de l'oreille jusqu'au-dessous de l'ombilic. Dans les observations que j'ai pu parcourir, les régions les plus fréquemment atteintes sont les téguments de la tempe,

(1) Principles of Surgery. London, 1826, t. III, p. 40.

de la paupière supérieure, de la nuque derrière l'oreille et au niveau des dernières vertèbres cervicales, de la poitrine au-dessous du sein, de la hanche, et surtout enfin de la grande lèvre. Dans un cas de Tillaux (obs. XXI), la tumeur était située à la plante du pied. Je ne connais pas d'autre exemple de cette localisation.

Les tumeurs ont souvent une forme aplatie; elles ressemblent alors à un manteau, une pèlerine, et peuvent offrir des replis étagés; d'autres fois, elles sont arrondies, et alors lisses ou lobulées. Lorsqu'elles atteignent un certain volume, les téguments de la base s'effilent, s'allongent en un pédicule plus ou moins long. Le molluscum peut mériter alors l'épithète pittoresque de *pendulum*, créée par Willan.

On a vu des malades qui mobilisaient leur tumeur, la déplaçaient dans divers sens, s'en coiffant par exemple lorsqu'elle siégeait à la nuque. Dans une observation de Villeneuve fils (de Marseille) (1), une tumeur de la grande lèvre, plus grosse qu'une tête d'adulte, n'a pas mis obstacle à l'accouchement, grâce à la longueur du pédicule, qui permettait de la rejeter entièrement sur un des côtés, lorsque la malade écartait les cuisses.

La peau qui recouvre les tumeurs est généralement de coloration à peu près normale, parfois pigmentée, lisse ou ridée, et rugueuse. Sur les régions pourvues de poils, ceux-ci sont plus écartés les uns des autres, à cause de la distension subie par les téguments; à la base des poils, on observe quelquefois une petite dé-

(1) Marseille médical, 1877.

pression (obs. XIX). Les follicules sébacés sont souvent un peu plus développés qu'à l'état normal.

Pour ce qui est de la consistance, je ne saurais en fournir une meilleure idée qu'en rappelant la comparaison donnée par la plupart des auteurs : ils l'assimilent à celle d'une mamelle de femme flétrie et pendante.

L'indolence est toujours complète, mais l'affection ne laisse pas d'être souvent fort incommode par son siège et son volume. Je crois inutile d'insister sur ce point.

Il faut noter que, sous l'influence d'une irritation mécanique, de frottements répétés, les tumeurs peuvent s'ulcérer, s'éroder en un point, et donner lieu à une hémorrhagie abondante. On trouvera, au chapitre suivant, la raison de cette facilité à l'écoulement sanguin.

Je signale ici, en passant, que ces tumeurs sont sujettes à des dégénérescences par inflammation ou par transformation maligne, sur lesquelles je reviendrai plus loin.

Si l'on interroge les malades sur l'époque d'apparition de l'affection on s'aperçoit que quelques-uns ont remarqué leur tumeur de bonne heure, mais elle était à ce moment de très petites dimensions et est restée assez longtemps stationnaire; la plupart en font remonter le début à une époque relativement peu éloignée, mais ils racontent en même temps qu'il existait déjà sur le point atteint un nævus congénital pigmentaire ou verruqueux. Enfin quelquefois le développement de la tumeur s'est fait sur une cicatrice. Je me borne pour le moment à signaler ces particularités, me réservant d'en parler plus longuement au chapitre IV.

Je viens de retracer successivement la symptomatologie du fibroma molluscum généralisé et celle du fibroma molluscum circonscrit. Si on en résume les traits les plus saillants, on voit :

1° D'un côté des tumeurs nombreuses, congénitales, héréditaires, peu volumineuses, demeurant quelquefois stationnaires. (Je laisse de côté les cas compliqués de tumeur *majeure* : il y a là une particularité de l'évolution que je chercherai à expliquer plus loin.)

2° De l'autre, une, deux ou trois tumeurs au plus, débutant à un âge plus ou moins avancé, à développement progressif et rapide, et de dimensions pour ainsi dire illimitées.

Il y a là, ce me semble, assez de caractères distinctifs pour justifier au point de vue clinique la division que j'ai adoptée.

CHAPITRE III.

ANATOMIE PATHOLOGIQUE.

Le fibroma molluscum consiste essentiellement en une néoformation de tissu connectif lâche dont les mailles sont remplies de cellules plasmatiques et d'un suc jaunâtre, albumineux. Les jeunes nodosités sont ormées par du tissu conjonctif jeune, gélatineux, qui peu à peu mûrit et se transforme en tissu fibreux : la tumeur constitue alors complètement une hyperplasie partielle du derme.

Cette donnée générale qui fait du molluscum un fibrome est parfaitement établie par les recherches microscopiques modernes et est aujourd'hui acceptée par tous les auteurs. Mais au-delà commencent les divergences.

Une grosse question est celle du siège originaire de la néoformation. Le fibroma molluscum est-il développé aux dépens de la couche papillaire du derme, de la couche réticulaire ou du tissu cellulaire sous-cutané (hypoderme)? Les opinions sont partagées. Rindfleisch avance que le fibroma molluscum est le fibrome du corps papillaire. Rokitansky localise le début du processus dans les mailles profondes du derme. Virchow fait remarquer la disposition lobulaire, aréolaire du tissu de la tumeur; cette disposition indique pour lui que le développement de ces aréoles s'est fait aux dépens du tissu conjonctif qui entoure les lobules graisseux. Bazin se range à cette dernière opinion; il fait observer que dans ces tumeurs qui semblent seulement formées de deux feuillets cutanés (tumeurs des replis cutanés de Förster) il existe toujours entre ces deux feuillets une mince couche de tissu celluloadipeux et quelquefois un noyau d'apparence graisseuse énucléable et composé de tissu graisseux emprisonné dans les mailles du tissu cellulaire sous-cutané.

Recklinghausen, comme nous le verrons plus loin, admet que les fibromes de la peau se développent dans la couche réticulaire du derme, s'ils n'ont pas leur origine dans le tissu cellulaire sous-cutané.

On est allé plus loin dans cette recherche de la localisation du développement et on s'est demandé quel était l'élément de la peau autour duquel débutait l'hyperplasie.

Beale n'admet pas la participation des glandes sébacées ni sudoripares à la formation de la tumeur. Celle-ci consiste essentiellement dans une altération morbide des cellules placées à la partie la plus profonde du follicule pileux et du follicule lui-même.

Hilton-Fagge et Howse, dans un cas dont l'observation est publiée *in medico-chirurg. Transactions London* 1870, ont vu que les petites tumeurs envoyaient des languettes dans le tissu sous-cutané. A la base de ces languettes ils notèrent un point jaune qui ressemblait à une portion d'une glande de Meibomius et qui était traversé par un poil. Ce corps arborescent était une glande sébacée développée, qui n'était autre chose que la glande sébacée appartenant au follicule pileux. Ils crurent saisir là, sur le fait, le point de départ du développement de la tumeur, et ils assignèrent à celle-ci, comme origine, le tissu conjonctif dermique entourant le follicule pileux et la glande sébacée.

Sur ces points en litige, Recklinghausen a émis récemment des vues fort originales qu'il a appuyées de minutieuses recherches, et la lecture de son travail laisse à penser que l'avenir justifiera les résultats qu'il a obtenus.

En 1882, à l'occasion du vingt-cinquième anniversaire de la fondation de l'Institut pathologique de Berlin par Virchow, le professeur de Strasbourg lut un mémoire dont le titre était : « *Des fibromes multiples de la peau et de leurs rapports avec les névromes multiples* (1). Ce mémoire fort remarquable est accompagné de belles planches qui en augmentent l'intérêt : je vais chercher à en donner une analyse aussi exacte que possible, en insistant sur les points qui touchent directement à notre sujet.

Considérant le tissu conjonctif qui constitue le derme, Recklinghausen croit qu'il n'a pas une structure et des propriétés uniformes dans toute sa masse : ce tissu conjonctif lui semble différent quand il l'envisage autour des vaisseaux sanguins du derme et autour des voies lymphatiques, autour des nerfs et autour des glandes. Le tissu conjonctif qui n'environne pas un organe cylindroïde, celui qui constitue la charpente même du derme présenterait aussi des propriétés spé-

(1) Dans leur manuel d'histologie pathologique, Cornil et Ranvier réservent avec raison le nom de névrome aux tumeurs formées d'éléments nerveux. Recklinghausen, dans son mémoire, n'a pas suivi cette définition ; il a adopté celle d'Odier (de Genève) qui décrivit au commencement du siècle, sous le nom de nevromes toutes les tumeurs qui siègent le long des nerfs.

ciales. Les différences de ces divers tissus conjonctifs dermiques consistent en différences de porosité (Porosität), de vascularité et même en différences de cellules.

D'après Recklinghausen, ces différences à l'état normal sont pour ainsi dire la base de la localisation des produits morbides et quand on se trouve en présence d'une formation fibreuse de la peau, il faudra rechercher quelle est la variété de tissu conjonctif dermique qui lui a donné naissance, si c'est le tissu qui entoure les glandes, si c'est celui qui entoure les vaisseaux, si c'est celui qui entoure les nerfs.

Je vais examiner les résultats que l'application de cette méthode lui a fourni et l'on pourra constater qu'ils consacrent au point de vue anatomique la division qui nous était imposée par la clinique.

Fibroma molluscum généralisé. — Recklinghausen commence par étudier le groupe des faits dont le type est représenté par l'observation I et qui correspondent à notre *fibroma molluscum généralisé* (presque toujours congénital et souvent héréditaire).

Dans ces cas, il s'agit de malades qui sont couverts de tumeurs fibreuses de la peau : or, il est très remarquable que dans les deux cas que le professeur de Strasbourg a eu l'occasion d'examiner, ces mêmes malades presentaient des tumeurs sur le trajet des nerfs, tumeurs que Recklinghausen appelle des névromes.

Examinant avec soin les tumeurs de la peau et celles qui étaient situées le long des nerfs, il arriva à ce premier résultat qu'elles avaient une même structure fondamentale : elles étaient composées de tissu fibreux: les premières étaient des fibromes de la peau ; les secondes, des fibromes développés sur le trajet des nerfs, des neuro-fibromes.

Dans les neuro-fibromes, on peut suivre le nerf qui traverse la formation fibreuse et on constate que les fibres nerveuses sont tout à fait normales, qu'elles ont partout conservé leur myéline. Quant au tissu conjonctif qui forme la tumeur elle-même, il est finement fibrillaire : l'élément cellulaire y prédomine représenté par des cellules plates et allongées qui sont d'autant plus nombreuses que la production est plus molle. Ce tissu possède un réseau vasculaire à larges mailles.

Telle est, en résumé, la structure que l'on observe pour les neuro-fibromes.

Or, la structure des tumeurs de la peau qui coexistent sur un même sujet avec les neuro-fibromes est exactement la même. L'élément cellulaire y prédomine également, mais peut-être un peu moins que dans les neuro-fibromes. L'auteur fait d'ailleurs la remarque que les tumeurs de la peau, bien que présentant un certain degré de mollesse, sont cependant plus dures que les tumeurs situées le long des nerfs.

Étant donné d'une part le principe de la localisation des fibromes de la peau, qu'admet Recklinghausen, étant donné d'autre part que les fibromes multiples de la peau qu'il observait coexistaient avec des fibromes péri-nerveux, il était tout naturel qu'il recherchât si les fibromes de la peau ne seraient pas eux aussi des neuro-fibromes, des fibromes développés autour d'un filet nerveux de la peau.

L'auteur allemand admet que les fibromes de la peau se développent toujours dans la couche profonde du derme (pars reticularis), s'ils n'ont pas leur origine dans la couche sous-cutanée (hypoderme de M. Besnier). Or, à ce niveau, on peut observer des nerfs qui, parallèles au derme, ont un certain volume, en sorte que la recherche du nerf dans la tumeur devient assez facile. Recklinghausen prétend que sur un très grand nombre de tumeurs de la peau, il a pu suivre le nerf à son entrée, quelquefois même à sa sortie. Le microscope lui a d'ailleurs révélé que sur les nerfs voisins d'une tumeur on pouvait observer de petits fibromes (noyaux fibromateux microscopiques.)

Il a pu s'assurer aussi que la masse néoplasique est située entre les faisceaux nerveux non altérés et leur cloison lamellaire, quelquefois même il a retrouvé à la périphérie de la tumeur des vestiges de cette cloison lamellaire.

Assez souvent il a fait la remarque que les tumeurs de la peau, naissant dans la couche sous-cutanée, perforaient en quelque sorte le derme pour venir saillir à la surface des téguments, et cela lui semble une preuve que la formation néoplasique a dû suivre dans son développement un organe cylindroïde, tel qu'un nerf qui lui-même traversait le derme.

Dans quelques cas, la recherche des nerfs est restée infructueuse ; néanmoins, il paraît tout disposé à admettre que tous les fibromes généralisés du derme sont des neuro-fibromes.

A ce propos, un des points les plus curieux du mémoire que j'analyse, est le suivant : en lisant l'observation I, on pourra voir que l'autopsie avait fait découvrir des fibromes de l'estomac et de l'intestin; après avoir fait le diagnostic anatomique de ces fibromes avec des tubercules, l'auteur a recherché leurs relations avec les nerfs : cette recherche était particulièrement difficile, parce que les nerfs de l'estomac et de l'intestin sont amyéliniques. Or, dans le sein de deux fibromes de l'estomac, il a trouvé des « corps volumineux, avec prolongements mousses, réunis en groupe, à substance granuleuse, avec quelques gouttes de graisse ; c'étaient certainement des cellules ; or, ce n'étaient ni des cellules de nouvelle formation, ni des cellules géantes, et comme les fibromes siégeaient dans la couche musculaire, il les considère comme des cellules ganglionnaires atrophiées du plexus myogastrique ».

Recklinghausen repousse les idées de Beale, Fagge et Howse, d'après lesquels le fibroma molluscum se développerait autour d'un système pilo-sébacé. Certes, il ne méconnaît pas la participation des glandes sébacées, des follicules pileux et même des glandes sudoripares ; dans les cas qu'il étudie, il a trouvé que les tumeurs de la peau renfermaient tous ces éléments, et il en a fait une étude très soignée, qui constitue un des côtés les plus intéressants de son mémoire.

Il a trouvé surtout dans les tumeurs fibreuses du cuir chevelu des follicules pileux et des glandes sébabacées, et ayant constaté à la périphérie des tumeurs des prolongements en forme de languette, à extrémité souvent battue et aplatie, il s'assura par l'énucléation que ces languettes correspondaient à des follicules pileux ou à des glandes sébacées. Les follicules pileux sont souvent altérés, gonflés, comme si le tissu de la tumeur les avait pénétrés, oblitérés. Les muscles des follicules pileux sont imprégnés de fibrome, leurs fibres sont écartées les unes des autres par le tissu de la tumeur.

Il a trouvé aussi très fréquemment des glandes sudoripares et il a suivi pas à pas les phases de leur altération : d'abord, le glomérule se déroule ; puis, le tissu conjonctif interstitiel devient plus clair, à mailles plus lâches ; enfin, il se forme des cylindres hyalins dans la lumière de la glande. Les tubes sudoripares siègent à la périphérie des tumeurs : on dirait que le tissu fibreux de formation nouvelle a poussé entre eux.

Ce qui vient d'être dit laisse assez pressentir l'opinion de Recklinghausen : les glandes sudoripares et les systèmes pilo-sébacés n'ont été compris dans la tumeur que plus tard, secondairement, et ainsi se trouve ruinée la conception des auteurs anglais (Beale, Fagge).

Les artérioles se perdent dans le tissu de la tumeur, où elles semblent resserrées et comprimées ; leur tunique adventice existe cependant encore et est reconnaissable à ses fibres élastiques.

En résumé, Recklinghausen admet que dans les cas de fibroma molluscum généralisé qu'il a observés, la structure anatomique pourrait être établie de la manière suivante :

Siège originel de la tumeur dans les couches profondes du derme ; développement du fibrome autour des ramuscules nerveux et la gaine lamellaire des nerfs ; participation inconstante et secondaire des glandes de la peau ; les glandes ne sont comprises dans la tumeur que plus tard.

Pour soutenir cette loi générale que le fibroma mollum multiple est le neuro-fibrome de la peau, les deux malades que Recklinghausen avait eu l'occasion d'examiner ne suffisaient pas ; aussi a-t-il cherché à compulser toutes les observations de molluscum généralisé qu'il a pu recueillir dans la littérature médicale. Cela a été pour lui l'occasion de nous donne l'analyse de trente-cinq cas.

Une observation de Hesselbach (obs. VI) semble calquée sur celles de Recklinghausen : on trouve sur un même sujet des tumeurs de la peau et des tumeurs le long des nerfs.

Dans une observation de Hitchcock (obs. XII), on constate trois cas de molluscum généralisé dans une même famille et la troisième personne avait un névrome sur le cubital.

Verneuil (obs. X) a trouvé dans les tumeurs de la peau de petits filets nerveux.

Margerin, dans sa thèse sur les névromes plexiformes (1867), donne une observation que Recklinghausen classe dans le groupe du molluscum généralisé.

Dans une observation de Bergmann (1), les tumeurs étaient anesthésiques.

Dans l'observation américaine de Michel (2), on voit une transformation régressive envahir certaines tumeurs qui disparaissent en laissant à leur place une zone anesthésique.

En résumé, dans six observations seulement sur trente-deux, il est permis de supposer une participation des nerfs.

Mais évidemment cette statistique n'est pas une preuve formelle contre la loi générale de Recklinghausen ; dans la plupart des cas analysés, il est facile de s'assurer que l'observateur n'a nullement pensé à rechercher cette participation des nerfs ; et beaucoup d'observations, où l'examen microscopique a été fait,

(1) Bergmann. Saint-Petersburger med. Zeitschrift. XVII.

(2) Michel, 1875. Amer. Journal of the med. sciences.

ont été publiées à une époque où les procédés de technique microscopique étaient loin d'être aussi parfaits qu'à l'époque actuelle.

Dans nos recherches, nous avons pu d'ailleurs trouver et traduire l'observation d'Atkinson (ob. XVI), que Recklinghausen n'avait pu se procurer ; elle est très probante en faveur de l'opinion du professeur allemand.

En outre, depuis la publication du mémoire que j'analyse, Modrzejewsky a observé un cas de molluscum généralisé qui semblait copié sur les cas de Recklinghausen (obs. III).

Enfin, nous devons à l'obligeance de M. le professeur Trélat la communication d'une belle observation, où on trouve des tumeurs le long des nerfs, en même temps que du fibroma molluscum généralisé (obs. XV).

Mais à côté de ces cas, nous devons citer les suivants :

Nous avons pu observer à l'hôpital Cochin (obs. IV), une femme présentant un beau cas de fibroma molluscum généralisé ; nous avions dejà connaissance des recherches de Recklinghausen ; or, nous avons cherché en vain des tumeurs sur le trajet des nerfs ; nous ajouterons que cette femme étant morte à la suite d'une ovariotomie faite en dehors de l'hôpital, son autopsie ne put être faite ; à la rigueur, ce cas est donc contestable.

Mais ce qui pourrait porter une atteinte sérieuse au principe de la généralité de la loi de Recklinghausen, ce sont les cas de neuro-fibromes multiples qui existent sans tumeurs de la peau ; pour n'en citer qu'un des plus remarquables, je signalerai l'observation qui a fait le sujet du mémoire de MM. Launois et Variot (1).

De cette étude anatomo-pathologique du fibroma molluscum généralisé, nous concluons : comme il est impossible de méconnaître la valeur des faits si bien observés par Recklinghausen, il faut admettre que dans un très grand nombre de cas le fibroma molluscum généralisé est, au point de vue anatomique, un fibrome développé autour des ramuscules nerveux des couches inférieures de la peau. Dans l'avenir, par des examens micrographiques faits avec soin, on pourra peut-être établir que la loi est générale et qu'elle s'applique à tous les cas.

2° *Fibroma molluscum circonscrit.* — Recklinghausen étudie ensuite les fibromes mous circonscrits de la peau ; il s'agit ici de ces tumeurs qui peuvent devenir monstrueuses et auxquelles on a donné les noms bien impropres d'*éléphantiasis mollis*, de molluscum éléphantiasique, de *pachydermatocèle*.

Le tissu fondamental de ces tumeurs n'est autre chose que du tissu fibreux pur et son origine est toujours, d'après l'auteur allemand, dans les couches profondes du derme.

Ce tissu est composé de mailles très larges et très lâches, entièrement remplies de cellules petites, étoilées, contenant un beau noyau ovale, comme la plupart des cellules sarcomateuses ; ce n'est que dans les points plus durs, comme la partie basale de la tumeur, celle qui correspond à un pédicule en général très bien formé, qu'on aperçoit un ciment intercellulaire.

(1) Launois et Variot. Revue mensuelle de chirurgie, 1883.

Etudiant la disposition spéciale de ces cellules, l'auteur indique qu'elles forment *des colonnes cylindroïdes se divisant dichotomiquement,* colonnes qui sont limitées par la charpente même du tissu conjonctif, un peu dissociée, mais normale et possédant des vaisseaux, des nerfs, des canaux sudoripares, des systèmes pilo-sébacés nullement altérés.

L'arrangement des colonnettes manque totalement à la partie basale ; il manque aussi dans les parties vieilles de la tumeur où on trouve du tissu fibrillaire qui répond aux noyaux durs que la palpation permet de sentir.

Comment interpréter cet arrangement en colonnettes ? Recklinghausen n'hésite pas à admettre que la formation fibreuse suit *les voies et cavités lymphatiques* et propose d'appeler le fibroma molluscum circonscrit : *un lymphangio-fibrome.*

Cette disposition très remarquable du fibroma molluscum circonscrit n'a pas été retrouvée par les divers auteurs.

Ainsi, si nous relisons l'examen histologique de la tumeur de MM. Lagrange et Duret, du molluscum de la grande lèvre de M. Marfan, nous ne voyons pas qu'un pareil arrangement des cellules en colonnettes dichotomisées ait frappé ces observateurs.

Nous-même avons pu faire examiner un fibroma molluscum circonscrit de la partie interne du bras dont nous devions la communication à M. Marfan père : l'examen a été fait par M. Laulanié, professeur d'anatomie à l'École vétérinaire de Toulouse, dont la compétence micrographique est incontestable ; le résultat a été que le tissu qui constituait la tumeur était du tissu fibreux pur, soit à l'état embryonnaire, soit à l'état adulte, sans aucune disposition spéciale dans l'arrangement des cellules.

Je vais maintenant compléter l'anatomie pathologique du fibroma molluscum circonscrit, en exposant un certain nombre de points qui m'ont paru intéressants, et je dois dire que j'ai surtout emprunté pour cela mes matériaux aux études faites dans les dernières années sur le molluscum de la grande lèvre, car c'est surtout à cette région que le fibroma molluscum circonscrit a été bien étudié.

Un certain nombre d'auteurs ont signalé dans les tumeurs que nous étudions la présence de *fibres musculaires lisses* ; on verra quelquefois le molluscum de la grande lèvre ou du scrotum désigné sous le nom de fibro-myôme.

Il me semble nécessaire ici de distinguer deux cas :

1° Il se peut que les fibres musculaires lisses qui appartiennent à la couche dartoïque de la région aient été comprises secondairement dans la formation nouvelle et qu'elles aient continué à y vivre ; dans ce cas ces fibres sont isolées, dissociées, rares. Il ne me semble pas alors que la tumeur mérite un nom nouveau ; il existe simplement une particularité anatomique que le fibroma molluscum circonscrit tire de son siège dans une région riche en tissu dartoïque et la tumeur n'en reste pas moins un molluscum. L'observation de fibro-myôme du scrotum de M. Challand (1) me paraît rentrer dans ce cas et c'est peut-être à tort que M. Besnier la revendique comme *myôme dartoïque*.

2° D'autres fois, au contraire, les fibres musculai-

(1) Bulletin de la Société anatomique, 1871.

res lisses forment la grande masse de la tumeur, elles sont évidemment hyperplasiées; il s'agit ici d'une affection toute spéciale, le *dermato-myôme*, dont M. Besnier a donné une si bonne description (1).

La vascularisation du fibroma molluscum circonscrit mérite d'être étudiée.

D'après Daniel Mollière, voici les résultats qu'on obtient au moyen des injections :

Dans les tumeurs anciennes à marche lente, on distingue des veines, des artères, des capillaires parfaitement développés.

Au contraire, dans les tumeurs à évolution rapide, ce développement n'a pas le temps de se parfaire ; là le système sanguin est constitué par des vaisseaux à parois embryonnaires, véritables sinus creusés en quelque sorte dans le tissu morbide ; aussi restent-ils béants comme les veines hépatiques quand la tumeur subit une solution de continuité ; de là, ces hémorrhagies abondantes dont nous trouvons un bel exemple dans le molluscum simplex de la grande lèvre de M. Marfan. Une petite érosion étant survenue entre deux lobules, il se fit un écoulement de sang très abondant qui heureusement s'arrêta spontanément ; après cet incident, la malade racontait que sa tumeur semblait avoir diminué de volume et de consistance.

Les dilatations vasculaires dont je viens de parler ne doivent pas être confondues avec celles qui surviennent sous l'influence de l'inflammation ; je reviendrai sur ce point à propos des dégénérescences.

De cette excursion dans le domaine de l'anatomie pathologique, de cette analyse du beau travail de

(1) Annales de Dermatologie et de Syphiligraphie, 1880, p. 25.

Recklinghausen, je ne retiendrai qu'une chose : c'est que l'anatomie pathologique consacre d'une manière formelle la division que j'avais établie au moyen des faits cliniques.

Il existe : 1° Un fibroma molluscum généralisé presque toujours congénital, souvent héréditaire, qui, d'après Recklinghausen, serait du *neuro-fibrome*; 2° un fibroma molluscum circonscrit à évolution souvent rapide qui pour Recklinghausen serait un *lymphangio-fibrome.*

CHAPITRE IV.

DÉBUT. — ÉVOLUTION.

La plupart des auteurs se bornent à dire que le fibroma-molluscum généralisé a été observé le plus souvent dès l'enfance. M. Hardy le place dans les difformités *acquises* de la peau. Dans son mémoire, Recklinghausen n'affirme pas absolument la congénitalité.

Nous, qui dès le début de nos recherches, avons eu l'esprit tourné de ce côté, nous croyons pouvoir dire, sans beaucoup d'hésitation : le fibroma molluscum généralisé authentique est congénital, car dans les cas où la chose apparaît comme douteuse, il ressort clairement de la lecture des observations qu'on n'a pas élucidé ce point avec assez de soin, assez d'interrogations au malade et à l'entourage. D'ailleurs, étant donnée l'origine du processus dans la couche profonde du derme, on peut facilement comprendre que de très petites tumeurs existant dans cette couche au moment de la naissance puissent ne pas attirer l'attention.

Le fait le plus éclatant qui me paraît devoir être donné comme preuve, c'est la coïncidence presque constante de l'affection avec les nœvi, dont on ne nie pas l'origine fœtale. Je range donc, au point de vue du début, le fibroma molluscum généralisé, le *neuro-fibrome* de Recklinghausen à côté des nœvi, parmi les difformités congénitales de la peau.

Comme les nœvi, il offre ce caractère remarquable qu'il reste stationnaire, qu'il n'évolue pas. Cette règle, je l'ai déjà dit, semble offrir quelquefois des exceptions pour une ou deux tumeurs (*tumeurs majeures*) ; je chercherai plus loin à expliquer ce fait.

Une autre particularité qui vient encore à l'appui de l'opinion de la congénitalité, c'est l'hérédité. Dans les observations données à la fin de ce travail, l'affection est signalée plusieurs fois comme héréditaire (obs. VI, IX, XI, XII, XVI). On peut y ajouter le cas de la négresse d'Octerlony (1), dont le fils portait également des tumeurs cutanées. Les cas ne sont pas rares d'ailleurs, où les parents étant indemnes, on trouve atteints plusieurs des enfants et même tous les enfants. Je signalerai dans cet ordre de faits l'obs. I de Recklinghausen, les trois cas de Hitchcock (obs. XII), ceux de Murray (2); on en pourrait facilement citer bien d'autres.

Au contraire du fibroma molluscum généralisé, le fibroma molluscum circonscrit (lymphangio-fibrome de Recklinghausen), quoiqu'il puisse se développer à une époque quelquefois assez rapprochée de la naissance, n'est pas congénital; mais, dans un certain nombre d'observations où cette question de la congénitalité a été étudiée avec soin, on a noté que la tumeur s'était développée sur un nœvus pigmentaire, vasculaire, verruqueux. Si donc le molluscum circonscrit n'est pas congénital par lui-même, il prend souvent naissance sur un point du tégument congénitalement atteint; on peut dire que si le processus n'est pas congénital, le terrain d'évolution offre en revanche ce caractère.

Dans un autre ordre de faits on voit la néoformation débuter sur une cicatrice (obs. XVIII). Je crois inutile d'insister ici sur les différences bien tranchées

(1) Archiv. of dermatology. New-York, 1876, p. 300.
(2) The Lancet. Mars 1873.

qui séparent ces tumeurs arrondies, plus ou moins pédiculées, des plaques saillantes de la chéloïde.

D'autres fois, enfin, la tumeur apparaît sur un point qui a subi des irritations, des frottements répétés, où l'on peut supposer qu'il y a eu inflammation subaiguë du tissu fibreux dermique et formation de tissu embryonnaire. En sorte que l'on peut se poser la question suivante : le fibroma molluscum circonscrit ne naît-il pas dans des points où se trouve congénitalement ou accidentellement du tissu embryonnaire qui n'a pas complétement évolué vers un type parfait?

On lit dans l'article de M. Robin (Lamineux, *in Dict.* de Dechambre, p. 259 et suivantes) : « On voit de « temps à autre les noyaux embryoplastiques devenir le « siège d'hypergénèse dans l'économie à telle ou telle « période de la vie extra-utérine ou même intra-uté- « rine, et donner ainsi naissance à des tumeurs dont la « composition anatomique, la texture et les caractères « extérieurs reproduisent ceux du tissu embryoplasti- « que qui a existé antérieurement pendant une courte « durée de la vie intra-utérine. . . . .

« Le tissu lamineux (conjonctif) sous-cutané ou in- « terposé aux organes qui *reste normalement assez* « *riche en noyaux embryoplatiques* est le point de « départ habituel de ces tumeurs. »

On conçoit, d'après ce passage, la possibilité du processus indiqué plus haut.

Ne pourrait-on donc admettre l'hypothèse suivante:

(*a*). Dans un nœvus dont la formation date de la vie intra-uterine il se peut que du tissu embryonnaire ait été oublié par le processus de l'évolution normale et qu'à un moment donné ce tissu devienne le point de départ du molluscum circonscrit.

(*b*). De même pour la cicatrice : quand elle se forme

il est un moment, celui qui précède l'épidermisation, où elle est exclusivement formée par du tissu embryonnaire; si ce tissu ne se transforme pas complètement en tissu fibreux, il pourrait se faire qu'une petite partie, arrêtée dans son évolution et restée comme oubliée dans un point de la masse, devînt à certain moment le noyau d'origine d'une néoformation fibreuse, comme un incendie mal éteint qui se rallumerait tout à coup.

(c). On pourrait faire la même supposition pour le tissu embryonnaire se produisant dans les points irrités et destiné à devenir plus tard du tissu de sclérose. Il peut se faire, en effet, qu'une partie de ce tissu embryonnaire n'évolue pas vers la forme inodulaire.

Quoi qu'il en soit, d'ailleurs, de la valeur de cette explication, que je donne seulement comme une vue de l'esprit, un point est à retenir, celui du développement fréquent du molluscum circonscrit sur un nœvus. Il y a là, me semble-t-il, un fait qui peut, dans une certaine mesure, rendre compte de l'anomalie apparente d'évolution qui produit la tumeur majeure dans le molluscum généralisé. Comme je l'ai déjà dit, celui-ci peut être assimilé aux nœvi ; c'est une difformité congénitale ; et, de même que l'on voit un nœvus être le siège du développement d'une tumeur de molluscum circonscrit, de même on peut voir quelquefois une saillie de molluscum généralisé devenir le point de départ d'une tumeur analogue au molluscum circonscrit et évoluant de la même façon : c'est la tumeur que j'ai appelée *tumeur majeure.*

De sorte que ces exceptions apparentes à la règle qui établit l'absence d'évolution du fibroma molluscum généralisé pourraient être comprises comme des cas mixtes de molluscum circonscrit greffé pour ainsi dire sur un molluscum généralisé.

CHAPITRE V

DES DÉGÉNÉRESCENCES QUE PEUT SUBIR LE FIBROMA MOLLUSCUM.

L'histoire des dégénérescences que peut subir le fibroma molluscum constitue une des parties les plus délicates du travail que je me suis imposé : car ce sont elles qui ont été la source principale des nombreuses erreurs auxquelles le fibroma molluscum a donné lieu.

Les travaux histologiques ont cependant commencé à jeter une certaine clarté sur ce sujet obscur, et il est permis d'espérer que, dans un avenir peut-être prochain, la lumière se fera complètement.

1° *Processus inflammatoires à répétition* (molluscum appelé à tort par les auteurs *éléphantiasique*). — Prenons un fibroma molluscum circonscrit volumineux, ou une tumeur majeure d'un fibroma molluscum généralisé, siégeant dans une région, telle que la grande lèvre, le scrotum, la paroi abdominale antérieure, la nuque, régions exposées à des frottements répétés.

Voici ce qu'une pareille tumeur va présenter : de temps en temps la peau deviendra rouge, luisante, distendue, un peu douloureuse, et après une série de petites poussées de ce genre, on pourra voir la tumeur prendre définitivement l'aspect suivant : elle apparaît recouverte d'une peau inégale, rugueuse, mamelonnée, creusée de sillons et de fissures; il pourra même se former à sa surface de petites exulcérations humides, sécrétant un liquide d'une odeur fétide, par lesquelles pourront se faire quelquefois des hémorrhagies.

Ceci posé, il ne sera nullement étonnant que l'on trouve gonflés et douloureux les ganglions auxquels se rendent les voies lymphatiques de la tumeur.

Dans de pareils cas, quels sont les résultats de l'examen anatomique? On ne trouve rien qui ne puisse être rapporté à un processus inflammatoire : on y remarque le tissu fibreux normal de la tumeur; quelquefois des cellules embryonnaires en voie de prolifération, des lacunes irrégulières pleines de liquide qui sont en rapport avec des voies lymphatiques dilatées.

Évidemment je ne nie pas qu'il n'y ait là quelques particularités qui rapprochent cet aspect et ces altérations anatomiques de l'éléphantiasis des Arabes ; mais il faut se souvenir que Paget a dit que tout processus inflammatoire chronique banal de la peau pouvait donner à celle-ci des caractères éléphantiasiques.

D'ailleurs, il sera toujours possible de distinguer un molluscum enflammé d'une production éléphantiasique :

1° Au point de vue clinique, l'éléphantiasis n'est pas seulement remarquable par toute absence de pédicule, mais encore par l'absence totale de limites précises; une production éléphantiasique vraie se continue avec le tissu voisin sans ligne de démarcation ;

2° Au point de vue anatomique, les productions

éléphantiasiques sont remarquables par leur richesse en fibres élastiques ;

3° Au point de vue étiologique, l'éléphantiasis primitif est endémique, en Egypte, en Nubie, aux îles Barbades, sur les côtes de Malabar, mais n'existe pas en Europe. Il n'est pas d'ailleurs impossible qu'on ne démontre un jour que l'éléphantiasis est une affection contagieuse.

En somme, il est de toute nécessité de bien s'entendre sur les mots : il faut réserver le mot d'éléphantiasis pour l'éléphantiasis des Arabes, et ne pas donner l'épithète d'éléphantiasique au molluscum altéré par des processus inflammatoires à répétition ; il sera plus simple et plus vrai de se servir de l'expression *molluscum enflammé.*

Ayant trouvé du tissu embryonnaire dans la tumeur qui fait le sujet de leur belle observation, MM. Lagrange et Duret lui donnèrent, au point de vue anatomique, le nom de fibro-sarcome, et au point de vue clinique le nom de molluscum éléphantiasique. Je partage pleinement, à cet égard, l'opinion de M. Marfan, qui n'a vu là qu'un molluscum altéré par inflammations répétées.

2° *Transformations malignes.* — A la suite de la dégénérescence bénigne due à un processus inflammatoire, je dois signaler les cas où l'on voit des tumeurs malignes envahir le fibroma molluscum. Ce point a été étudié tout récemment par M. Chambard, qui a publié deux observations de transformation cancéreuse de molluscum (obs. XXIV). On peut en rapprocher les observations III et VIII, dans lesquelles on a vu une des tumeurs de molluscum généralisé se développer assez rapidement, devenir douloureuse, et, dans le premier cas du moins, s'ulcérer et entraîner la mort par hémorrhagies répétées.

Je ne saurais mieux faire que de résumer ici les principaux points de l'excellent travail de M. Chambard.

Il se demande si les tumeurs bénignes de la peau ne constitueraient pas pour le cancer, pris dans son acception clinique, un *locus minoris resistentiœ*, et ne dégénéreraient pas plus souvent, plus facilement qu'un autre point quelconque du tégument (1).

L'auteur fait remarquer la lenteur et la bénignité du processus néoplasique. Dans le premier des cas qu'il publie, l'évolution du carcinome s'est faite lentement pendant sept ans sans amener d'ulcération et sans envahir la peau dont la séparait un pédicule étroit; dans le deuxième cas l'épithéliome est demeuré complétement caché au sein de la tumeur et ce n'est que l'examen histologique qui l'a décelé. Il est probable, ajoute M. Chambard, que si l'on abandonnait ces tumeurs à elles-mêmes, une fois l'ulcération établie, le processus évoluerait plus rapidement, franchirait le pédicule qui semble servir de barrière et que

(1) C'est aujourd'hui une tendance évidente de la pathologie générale, de considérer le cancer comme une affection *totius substantiœ* dont les localisations sont déterminées par les *loci minoris resistentiæ*. Un fumeur cancéreux aura de préférence un cancer de la langue; un buveur, un cancer de l'estomac; une femme multipare un cancer de l'utérus, etc. En vertu de cette loi je ne serais pas éloigné de répondre par l'affirmative à la question de M. Chambard et de considérer le fibroma molluscum comme un locus minoris resistentiæ; si le porteur d'un molluscum devient cancéreux, c'est probablement sur la tumeur préexistante que germera le cancer.

la néoplasie maligne, d'abord cantonnée dans les excroissances, s'étendrait à la peau voisine.

C'est de point en point ce qui semble être arrivé dans les obs. III et VIII. A l'autopsie on a trouvé les muscles envahis et la tumeur adhérente au périoste des os voisins ; la dégénérescence avait franchi le pédicule, et s'était alors développée rapidement, dépassant de tous côtés les limites de la tumeur et envahissant la totalité de la peau et les tissus sous-jacents.

De là cette conclusion, que j'emprunte aussi à M. Chambard, qu'il faut enlever les tumeurs de molluscum lorsque le siège et le petit nombre le permettent. En tout cas, on devra les surveiller, et à la première menace de dégénérescence, à la première modification suspecte, il faudra les extirper de bonne heure.

Ceci m'amène à dire un mot du traitement.

CHAPITRE VI.

TRAITEMENT.

Nous serons très bref sur ce point, car nous n'avons aucune expérience personnelle et nous ne pouvons que tirer quelques inductions de la lecture des faits publiés.

Et d'abord il est évident que les tumeurs de fibroma molluscum généralisé qui restent stationnaires ne réclament aucun traitement.

Il n'en est pas de même pour le fibroma molluscum circonscrit et pour la tumeur majeure du molluscum généralisé ; l'opération s'impose toutes les fois que la tumeur est gênante par sa situation ou son volume, qu'elle s'enflamme fréquemment, qu'elle s'ulcère et donne lieu à des hémorrhagies graves. D'une manière générale, trois cas peuvent se présenter :

Le premier et le plus favorable est réalisé lorsque le pédicule est bien formé et que la tumeur n'a pas subi d'inflammations antérieures. On se borne alors à sectionner le pédicule avec l'instrument tranchant. L'hémorrhagie est généralement de peu d'importance, on n'a guère qu'une ou deux artérioles à lier; quelquefois même lorsque la tumeur est peu volumineuse et a un pédicule très mince il suffit d'appliquer le crayon de nitrate d'argent sur la surface de section pour arrêter l'écoulement.

Les suites de l'opération sont des plus simples.

Dans un second cas on peut avoir affaire encore à une tumeur non enflammée antérieurement, mais possédant une large base d'implantation. On est exposé alors à pratiquer une ablation incomplète qui a pour conséquence une récidive dans un temps relativement court. Enfin, le cas le plus grave se présente avec une tumeur modifiée par des inflammations antérieures et de plus attachée par un large pédicule. Nous avons vu que les processus inflammatoires à répétition amenaient la dilatation des vaisseaux sanguins et surtout celle des voies lymphatiques, d'où il suit que deux complications sont surtout à redouter : on doit craindre d'abord l'hémorrhagie, à cause de la distension des vaisseaux sanguins ; en second lieu, la section ouvrant largement les voies lymphatiques dilatées établit une porte d'entrée aux agents infectieux et peut donner lieu par suite à la septicémie.

Les cas ne sont malheureusement pas rares où cette dernière complication est survenue. Si l'hémorrhagie, en général prévue par l'opérateur, n'a pas eu de conséquences déplorables, on n'en peut dire autant de la septicémie.

Dans les faits très nombreux qui ont été analysés par Recklinghausen on voit assez souvent la mort survenir au milieu d'accidents infectieux.

Ceci nous amène à croire que l'emploi du thermocautère est indiqué pour l'ablation du fibroma molluscum, car il nous semble qu'il pourra faire éviter l'hémorrhagie et la septicémie. D'ailleurs la méthode antiseptique devra être appliquée dans toute sa rigueur.

Une dernière remarque. M. Marfan, dans son Mémoire sur le molluscum simplex de la grande lèvre a avancé que la tumeur, au moment des époques cataméniales était le siège d'un afflux sanguin. Dans l'observation de Budin (*Revue photographique des hôpitaux de Paris*, 1872), on trouve signalée cette congestion pendant toute la durée de la grossesse. L'obligation de ne pas opérer à l'époque des menstrues ou pendant la grossesse s'impose donc au chirurgien.

CONCLUSIONS

Je résumerai ainsi les points essentiels de mon travail :

1° Le *fibroma molluscum* est le fibrome mou de la peau. J'ai adopté cette dénomination, due à Virchow, parce qu'elle contient à la fois la caractéristique anatomique et la caractéristique clinique de l'affection ;

2° Le *fibroma molluscum* présente deux variétés qui sont séparées autant par des différences cliniques que par des différences anatomiques :

(*a*). Fibroma molluscum *généralisé* ;

(*b*). Fibroma molluscum *circonscrit*.

3° Le fibroma molluscum, qu'il soit généralisé ou circonscrit, naîtrait toujours, d'après la majorité des auteurs, de la couche profonde ou réticulaire du derme, et non de la couche superficielle ou papillaire.

Il présente la structure générale du tissu fibreux dermique, c'est-à-dire qu'on y trouve :

(*a*). Des faisceaux de tissu conjonctif en général peu abondants ;

(*b*). Des cellules plasmatiques qui sont très abondantes ;

(*c*). Un liquide séro-albumineux ;

(*d*). Enfin, des vaisseaux et des nerfs, et tous les éléments glandulaires de la peau plus ou moins altérés, plus ou moins développés.

D'après l'école anglaise (Beale, Fagge et Howse), la néoformation fibreuse se ferait autour du système pilo-sébacé.

D'après Recklinghausen, dans le *fibroma molluscum généralisé*, la formation fibreuse se développerait toujours autour des *ramuscules nerveux de la peau*; ce serait pour lui un *neuro-fibrome*, ou mieux un fibrome péri-nerveux.

D'après le même auteur, dans le *fibroma molluscum circonscrit*, la formation fibreuse se développerait en suivant les *voies lymphatiques* ; ce serait du *lymphangio-fibrome.*

4° Le *fibroma molluscum* circonscrit ne semble pas être une production primitivement congénitale ; mais il est fréquent de le voir se développer sur une production elle-même congénitale, sur un *nævus* (pigmentaire, pileux, vasculaire, hypertrophique). — D'ailleurs, il peut se développer pareillement sur une cicatrice (sans qu'il puisse être confondu avec la chéloïde) ou sur une surface soumise à des frottements répétés.

Le fibroma molluscum circonscrit présente une évolution semblable à celle de la généralité des tumeurs : il augmente, d'une manière variable, il est vrai, mais sans qu'on connaisse une limite à son accroissement.

5° On peut affirmer, d'une manière générale, que le *fibroma molluscum généralisé* est *congénital.* D'ailleurs, il s'accompagne fréquemment d'autrés vices congénitaux dont les plus communs sont les *nævi pigmentaires,*

Le molluscum généralisé, congénital, ne semble pas susceptible de développement ; s'il augmente, c'est en proportion du développement normal de tout l'individu. En un mot les tumeurs multiples qui constituent le fibroma molluscum généralisé n'ont pas d'évolution propre, individuelle.

Cette règle est généralement vraie, sauf pour certains cas où une ou deux tumeurs, à un certain âge, évoluent et peuvent prendre des proportions gigantesques. Le développement de ces tumeurs (tumeurs majeures) sur une saillie de molluscum généralisé est analogue au développement de la tumeur du molluscum circonscrit sur un nævus.

6° Le fibroma molluscum peut subir des dégénérescences de deux ordres :

(*a*). Le molluscum circonscrit et la tumeur majeure du molluscum généralisé sont susceptibles de s'enflammer, surtout quand leur situation les expose aux frottements. Cette inflammation altère la tumeur dans sa structure et son aspect extérieur ; cette altération a été une source d'erreurs, en ce sens qu'elle a pu faire confondre le molluscum avec l'éléphantiasis.

(*b*). Le fibroma molluscum peut aussi devenir le siège d'une transformation maligne d'une dégénérescence sarcomateuse ou cancéreuse. Cette dernière a été récemment étudiée par M. Chambard. On pourrait admettre, avec ce dernier auteur, que le fibroma molluscum joue là le rôle d'un « locus minoris resistentiæ. »

OBSERVATIONS (1).

GROUPE (A).

Fibroma molluscum généralisé.

OBSERVATION I (résumée).

Recklinghausen, 1882.

Marie Kuntz, 55 ans, fut admise à l'hôpital, le 23 janvier 1879, pour hémoptysies dont elle mourut quelques heures après.

Elle était couverte de tumeurs de la peau : elle aurait déclaré à l'infirmière qu'elle n'en avait jamais souffert, et qu'elle devait les avoir depuis l'âge de trois ans.

Son frère cadet, âgé de 48 ans, assure que, mariée deux fois, elle avait eu onze enfants, venus tous à l'hôpital avec l'aide du chirurgien. Tous ces enfants sont morts.

Ce frère cadet présentait : 1° sur la nuque, une tumeur plate, sous-cutanée, mobile, légèrement adhérente à la peau, qui se terminait sur le bord inférieur en trois lobules, et qui était plus dure qu'un lipome; 2° sur la dernière vertèbre dorsale, une tumeur grosse comme un noyau de cerise, hémisphérique, arrondie, molle, facilement mobile vers la profondeur, comme vers la peau qui la recouvre. Le long des nerfs, on ne trouve aucune tumeur.

Examen du corps après la mort et autopsie. — Tumeurs très nombreuses sur presque toute la surface de la peau : la plupart pédiculisées; d'autres sessiles. Elles sont ordinairement sphériques. Les plus grandes ont de 4 à 5 centimètres d'épaisseur.

(1) A part les obs. II et XV, toutes les autres sont résumées.

Les tumeurs sont recouvertes par un épiderme intact, un peu lisse. Deux tumeurs sont légèrement ulcérées, une sur le sacrum, l'autre sur le côté gauche du tronc.

Sur leur sommet, quelques tumeurs offrent tantôt une dépression, tantôt un point noir : par la pression on peut faire sourdre par le point de la matière sébacée.

Tumeurs extrêmement nombreuses sur la peau du ventre et de la poitrine : dans le dos, elles sont véritablement confluentes et assez volumineuses.

Nombreuses tumeurs sur la nuque.

Toutes les tumeurs qui viennent d'être décrites envoient des prolongements dans le tissu cellulaire sous-cutané. Elles ont en partie leur siège principal dans ce tissu sous-cutané. Elles soulèvent la peau qui est très amincie à leur niveau.

Mais à côté de ces tumeurs qui viennent d'être décrites, il en est qui sont simplement sous-cutanées, et qu'on ne sent qu'à la palpation : nous y reviendrons plus loin.

Inégalités de consistance à la palpation. A la coupe, on voit qu'elles sont constituées par un tissu blanc, mou, presque diaphane, souvent opalin.

Elles semblent formées de cordons, recourbés et interrompus par places.

A la périphérie, elles présentent des prolongements lobuliformes qui n'existent quelquefois que d'un seul côté.

Les tumeurs, grandes ou petites, se laissent complètement réduire en poches ridées et flasques, tantôt sous un grand effort, tantôt facilement.

Il existe quelques petites tumeurs (miliaires et sub-miliaires) qui n'ont aucune rélation avec le tissu cellulaire sous-cutané et appartiennent exclusivement au derme.

Nombreuses taches de pigment sur la peau, et même sur les tumeurs.

Le *nerf crural gauche* présente à l'origine du saphène une tumeur fusiforme (32 millim. sur 7 millim.) : le nerf passe sur sa partie postérieure.

A la hauteur du genou gauche, sur *le saphène*, une autre petite tumeur autour des *branches musculaires du crural*. Le *cutané latéral* (fémoro-cutané) du côté gauche présente deux tumeurs : l'une au-dessous du point de division, sur la branche supérieure, l'autre à une largeur de main au-dessus,

Dans les branches musculaires de l'*obturateur* gauche, nombreuses tumeurs.

Voici les lésions observées sur le membre inférieur droit : les branches musculaires des *péroniers* sont assez épaisses, et surtout les superficielles. Elles sont épaissies, mais il n'y a pas de nodosités fusiformes à proprement parler. Les branches de l'*obturateur* présentent des nodosités. Le *fémoro-cutané* présente des noyaux au-dessus et au-dessous de son point de division. Le *crural*, au niveau de la bifurcation de la fémorale profonde, présente une nodosité, longue de 26 millimètres, située sur une branche qui passe à la partie interne de la cuisse.

Le *saphène* présente, sur son trajet à la cuisse, quatre nodosités, dont la plus grande au niveau de l'articulation du genou. Au-dessous du genou, le *saphène* présente encore une tumeur. Sur les *nerfs des orteils*, rien, sinon un névrome sur l'orteil médian du pied droit (gros comme une cerise).

Sur le quatrième métacarpien gauche, une tumeur dont on ne peut prouver les rapports avec les nerfs ; du reste, elle est très adhérente à la peau.

A droite, les rameaux postérieurs des *premier et deuxième nerfs intercostaux*, et les branches qui vont sur le creux de l'aisselle offrent beaucoup de nodosités. Le *troisième intercostal* en présente une sur son trajet entre les muscles intercostaux.

A gauche, au niveau du *huitième intercostal*, au point d'émergence du rameau superficiel à travers le grand dentelé, il y a une nodosité. Quelques branches du *plexus brachial* présentent aussi de petits renflements à la partie interne de l'aisselle.

Les nerfs *olfactifs*, *optiques*, *oculo-moteurs*, *faciaux*, *auditifs* sont libres jusque dans leurs ramifications. De même pour les *mentonniers*. Mais les nerfs *frontaux* et *sus-orbitaires* dans leurs branches sont pourvus de nombreuses nodosités ; aucune sur l'*auriculo-temporal*.

Lorsque la préparation des nerfs de la peau, après que cet aperçu eût été obtenu, fut poussée plus loin, il apparut encore de nombreux renflements très petits, fusiformes, sur beaucoup de branches nerveuses du tissu conjonctif sous-cutané.

On rechercha si les tumeurs sous-cutanées avaient des relations visibles à l'œil nu avec les nerfs ; pour les fibromes du dos, cette recherche ne réussit pas, mais elle réussit pour la peau de la jambe et de la cuisse.

Le *premier nerf sacré* était pourvu de nombreux fuseaux sur une longueur de 5 centimètres; les *deuxième et troisième* du côté droit étaient plus petits et atteints d'inflammation diffuse ; à gauche, ils présentaient quelques noyaux isolés. Ces renflements arrivaient jusque dans le canal sacré, mais pas jusqu'à la dure-mère.

Les *pneumogastriques* présentaient au niveau du cou deux petits renflements fusiformes, asymétriques. Rien de particulier pour le cerveau et la moelle.

Les *sympathiques* du cou et de la poitrine n'ont rien; à la *région lombaire*, noyaux douteux. Mais le *plexus mésentérique* supérieur correspondant à la partie supérieure du jejunum présente des névromes évidents; il en est de même pour le *plexus stomacal*, qui présente de petits noyaux isolés.

Sur la *surface antérieure du tibia gauche*, à peu près au milieu, il y a deux tumeurs transparentes situées l'une à côté de l'autre sur le périoste : la plus grande a 11 millimètres de diamètre, la plus petite 6 millimètres; leur épaisseur est de 4 millimètres; leur couleur, rouge pâle. Une troisième tumeur se trouve au-dessus du milieu.

Sur le *tibia droit*, une grosse tumeur de 7 millimètres d'épaisseur et trois petits noyaux situés également sur le périoste et adhérents à l'os.

Au niveau du *jejunum*, forte injection et forte chylification de la muqueuse. A la surface externe on aperçoit deux nodosités fermes et recouvertes par la séreuse très vasculaire; la première a la dimension d'un pois et est divisée en deux tubérosités; la seconde est grosse comme un noyau de cerise.

Vers le commencement du jejunum, une adhérence existe au niveau du repli d'une courbure sigmoïde (anse) de l'intestin grêle; une seconde adhérence existe à la surface gauche du mésentère ; de cette dernière partent des cicatrices rayonnées sur la surface inférieure du méso-côlon transverse.

Au niveau de la seconde adhérence, la paroi du jejunum présente une assez grosse tumeur qui fait saillie librement dans la cavité abdominale ; elle est composée de deux parties dont la plus grande, comme une grosse noisette, est très colorée de noir et de rouge sang, et la plus petite, assez dure, au milieu d'une substance mobile, donne au toucher la sensation d'un ganglion lymphatique. Cette tumeur présente un pédicule qui s'enfonce dans la paroi intestinale, et envoie un prolongement dans la lumière de ce conduit.

Après avoir ouvert le *jejunum*, on aperçoit une grande quantité de nodosités un peu plus grosses que des têtes d'épingles, situées surtout dans la muqueuse, mais faisant cependant une certaine saillie dans le tissu sous-muqueux. En un point, petite ulcération. Vers l'iléon, le jejunum présente encore de petites ulcérations à bord touffus, correspondant à des plaques de Peyer. Le centre des nodosités n'est pas caséeux.

L'*iléon* présente de petites ulcérations des plaques de Peyer; le fond en est uniforme, et on ne trouve pas à la périphérie de granulations. Les ulcérations deviennent plus grandes vers le bas.

Le *cæcum* et le *colon* ascendant présentent çà et là quelques ulcérations folliculaires.

Le *colon transverse* présente des nodosités miliaires sur sa surface extérieure; elles sont jaunes et probablement graisseuses.

Le *rectum* est rempli par une masse molle, un peu argileuse. La muqueuse est intacte; on n'y trouve qu'un petit noyau sous-muqueux avec une cavité divisée en deux loges et à contenu noirâtre.

A la surface de l'*estomac*, on observe de nombreux nodules; assez rares sur la face postérieure, ils sont au nombre de vingt sur la face antérieure; ils sont de dimensions miliaires, ils sont assez transparents, « dépourvus de caséum à leur centre, « non rangés sur les vaisseaux, mais répartis au hasard. »

La muqueuse de l'estomac est pâle, non altérée, seulement un peu rugueuse vers le pylore.

Le *pancréas* a des dimension normales. Au-dessus de l'embouchure du canal cholédoque, il y a une proéminence qui correspond à la portion du pancréas qui touche au duodenum. A ce niveau, la surface du duodenum est lobulée, et couverte d'une muqueuse frangée.

Le *rein gauche*, de grandeur normale, a sa surface parsemée de taches blanchâtres effacées, au milieu desquelles, çà et là, se voient des nodosités transparentes, de grandeur miliaire. Sur les cylindres de la substance médullaire on trouve de rares petites nodosités blanches, toutes sans foyer central graisseux. A droite, on ne trouve pas de foyers analogues.

Sur la paroi postérieure de la trachée, nombreuses nodosités miliaires entourées d'une zone rouge. Sur la paroi droite fait saillie une nodosité un peu plus ferme, mobile, moins grosse qu'un pois.

Symphyse du cœur et athérome de l'aorte.

Cavernes tuberculeuses du poumon : mort par pneumorrhagie (anévrysme de l'artère pulmonaire).

L'épicrise du cas peut être ainsi résumée :

Fibromes mous multiples du revêtement externe et du tissu cellulaire sous-cutané.

Névromes fibromateux des nerfs de la peau, des troncs et des branches des nerfs des extrémités, surtout des inférieures, ainsi que du plexus sacré, du vague, du sympathique abdominal, des branches frontales du trijumeau, de certaines branches musculaires des nerfs obturateurs.

Fibrome mou sur le périoste du tibia.

Fibromes miliaires dans l'estomac et dans les parois du jejunum; sur ce dernier, deux sarcomes.

Anciennes indurations écailleuses des poumons; cavernes; tubercules du rein. Périhépatite, péricardite, ulcérations folliculo-tuberculeuses de l'intestin.

Mort par pneumorrhagie d'un anévrysme de l'artère pulmonaire.

Voici maintenant le résumé des résultats obtenus par des recherches précises faites au moyen de la technique moderne (acide osmique, chlorure d'or, picro-carminate, hématoxyline) sur des coupes, débris et morceaux retirés des tumeurs.

Tumeurs situées sur les nerfs. — Les fibres nerveuses qui traversent la production fibreuse, sont tout à fait normales (ni dégénérescence graisseuse, ni dissociation), quelquefois un peu amincies, sans jamais perdre leur myéline ; elles peuvent être facilement suivies à travers la tumeur. A ce point de vue, d'ailleurs, ces tumeurs sont en tout semblables à celles que j'ai examinées moi-même dans le cas de Wurzbourg, observé par Genersich.

Le tissu conjonctif qui forme la tumeur, à proprement parler, est très finement fibrillaire, à faisceaux contournés et à long trajet; l'élément celluleux prédomine. Ces cellules sont plates et allongées; elles sont d'autant plus nombreuses que la production est molle. Le tissu de la tumeur possède un réseau vasculaire à larges mailles. Dans tous les névromes, la masse néoplasique est située entre les faisceaux du nerf d'une part, et sa gaîne lamellaire d'autre part. D'ailleurs, le tissu de la tumeur peut être séparé, non toutefois sans un grand effort, du tissu conjonctif intra-fasciculaire (endonèvre de Key et Retzius), qui cependant est épaissi.

Les limites extérieures de la tumeur sont précises.

L'épinèvre est épaissi et adhérent quand la tumeur siège à une bifurcation nerveuse.

La structure est exactement la même dans les petits névromes de la peau et, « quand, sur la préparation, on regar- « dait le plexus nerveux plus loin, on trouvait sur les fibres « nerveuses des noyaux fibromateux microscopiques fusi- « formes autour des fibres. » C'est dans ce cas que le névrome fibreux était transparent et riche en cellules, ce qui le rapproche des fibromes de la peau, et établit la transition.

Fibromes de la peau. — Dans les fibromes de la peau, le tissu est plus dur que celui des tumeurs précédentes, mais plus mou que le derme; les cellules n'y sont pas très nombreuses, mais il y en a plus que dans le derme. Le tissu de continuation est plus dur et finit par se confondre avec le tissu normal ; à ce niveau-là, il est presque stratifié, fibrillaire.

Le tissu des tumeurs est peu vasculaire : capillaires à mailles très larges.

J'ai dit que chaque tumeur était composée de lanières; le tissu qui les unit est plus lâche et renferme des fibres élastiques. Si l'on examine d'ailleurs les prolongements lobulés dont j'ai parlé, on voit qu'ils contiennent des glandes sudoripares ; sur d'autres, on a réussi à trouver un nerf à l'entrée.

Au cuir chevelu on trouve des follicules pileux enfermés dans la tumeur. Mais les glandes sébacées sont fort nombreuses ; on les voit logées dans une maille de la couche réticulaire, et en les énucléant on voit qu'elles constituent l'extrémité inférieure d'une languette qui se continue avec une tumeur proéminente à la surface de la peau et qui traverse le derme. Cette extrémité est souvent battue et aplatie.

Il arrive quelquefois que ces languettes peuvent être dissociées sur le porte-objet; elles prennent la forme d'un fer à cheval, et alors on est en présence ou d'un névrome recourbé, ou, ce qui est plus fréquent, il s'agit d'un canal sudoripare, qui relie plusieurs glandules dissociées et altérées.

C'est surtout dans les tumeurs pédiculisées de la peau que l'on peut trouver des canaux sudoripares inclus, surtout à la périphérie.

Bien que cela soit rare, il arrive que l'on peut démontrer dans la tumeur un tronc nerveux avec cinq à dix fibres primitives comme axe.

Le follicule pileux est souvent altéré, gonflé, comme si le tissu de la tumeur l'avait pénétré, oblitéré.

Les muscles du follicule pileux sont imprégnés de fibrome; leurs fibres sont écartées les unes des autres par le tissu de la tumeur.

Les artères se perdent dans ce tissu, resserrées et comprimées. Leur tunique adventice existe cependant encore, et est reconnaissable à ses fibres élastiques.

Dans les glandes sudoripares, l'épithélium seul existe; la gaine conjonctive est remplacée par le tissu de la tumeur.

Il en est souvent de même de la gaine qui entoure les nerfs que l'on parvient à trouver dans les fibromes de la peau. D'ailleurs, quelquefois assez loin du nerf on trouve du tissu conjonctif lâche, que l'on peut prendre pour le reste de la gaine lamellaire.

Les diverses images microscopiques m'ont permis de suivre sûrement les phases d'altération des glandes sudoripares sous l'influence du tissu morbide :

1° D'abord, séparation, déroulement du glomérule.

2° Le tissu conjonctif interstitiel devient plus clair, à mailles plus lâches.

3° Formation de cylindres hyalins dans la lumière du canal. A cette phase, le tissu périglandulaire se sépare encore du tissu de la tumeur, à cause peut être des fibres élastiques.

4° A la dernière phase cette séparation se perd, et les coudes de la glande disparaissent de plus en plus.

Le déroulement de la glande est admirablement prouvé par ce fait que j'ai pu isoler une branche du fer à cheval dans lequel le canal de la glande, sans compter le cul-de-sac et sans l'embouchure, dans la seule couche papillaire du derme, avait 9 millimètres.

L'épithélium des glandes sudoripares est aplati. Elles présentent quelquefois des dilatations kystiques avec substance hyaline.

Les tubes sudoripares siègent à la périphérie des tumeurs; on dirait que la tumeur a poussé entre eux, aussi je pense qu'ils n'ont été compris dans la tumeur que plus tard.

Je n'ai pu découvrir que les tumeurs aient pu commencer autour des artères.

Estomac et intestin. — Les nodules de l'estomac et de l'intestin étaient la plupart des fibromes et non des tubercules (siège dans la tunique musculaire, volume, etc.). Le jejunum n'est pas un lieu d'élection des tubercules. L'examen microscopique ne laissait pas de doutes; le point délicat était de leur trouver des relations avec les nerfs; ce qui est difficile, car les nerfs de l'estomac sont amyéliniques. Or, voici que j'ai trouvé sur deux nodules de l'intestin, dans la masse du fibrome, des « corps volumineux, polygonaux, avec prolongements « mousses, réunis en groupe, à substance granuleuse, avec « quelques gouttes de graisse. C'était certainement des cel- « lules : ce n'était ni des cellules de nouvelle formation, ni « des cellules géantes, et, comme ces nodules siégeaient dans « la tunique musculaire, je les considère comme des cellules « ganglionnaires atrophiées du plexus myogastrique. »

Les deux grosses tumeurs du jejunum étaient des sarcomes, car elles renfermaient des cellules fusiformes à noyau ovale, souvent à protoplasma granuleux; par endroits, la substance intercellulaire avait disparu pour laisser place à des cavités pleines de sang. D'ailleurs, je pense que ce sont des fibromes devenus sarcomateux.

Trachée. — Les nodules miliaires de la trachée étaient des tubercules.

Périoste. — La tumeur du tibia était du fibrome pur, à tissu très mou et à cellules fort nombreuses. On y trouvait nettement des troncules nerveux, de cinq ou six fibres pâles ou à double contour, qui, sans enveloppe lamineuse, siégeaient immédiatement dans le tissu fibromateux.

Par suite, les tumeurs du périoste sont tout à fait analogues aux neuro-fibromes.

Observation II.

Recklinghausen, 1882.

Michel Bur, 49 ans, demeurant à Ernswiller (Lorraine), a eu il y a quelques années, une ophthalmie purulente profonde qui a laissé à sa suite une déformation et une atrophie complète de l'œil droit. Sauf une maladie entre cinq et six ans, peut-être la miliaire, il a toujours été bien portant et a toujours pu faire son travail de journalier. Il est d'intelligence moyenne. Depuis sa maladie (miliaire) il bégaie légèrement. Il ne souffre pas de douleurs rhumatismales, mais quand il sue fortement il éprouve dans la nuque une sensation de traction qui se propage jusqu'au vertex. Il est prédisposé d'ailleurs aux fortes sécrétions sudorales. Il est célibataire, issu de parents bien portants, et a des frères et sœurs dont aucun n'a un mal analogue au sien.

La lésion la plus intéressante consiste dans la présence sur le *tégument externe de tumeurs* innombrables (près d'un millier). B... ne sait rien raconter sur ces tumeurs si ce n'est qu'il les possède depuis longtemps, mais qu'elles devinrent plus apparentes après sa miliaire et se sont surtout multipliées depuis l'âge de 15 ans. Il ne saurait dire si à la naissance il en portait déjà.

Sur le *visage*, spécialement aux joues, la peau est parsemée de tumeurs plates, grosses comme la moitié d'un pois, de sorte qu'elle offre à ce niveau ainsi qu'au front un aspect rugueux. On remarque de petites tumeurs analogues sur la sous-cloison et le bord de la paupière gauche; les oreilles n'en présentent aucune trace. A travers des cheveux noirs et épais se font jour en avant deux tumeurs pédiculées, presque grosses comme une cerise; mais sur le vertex s'en trouve une bien plus grande, presque pédiculée, grosse comme une cerise et c'est en elle que se concentrent spécialement les douleurs lancinantes mentionnées plus haut. Au niveau de l'occiput, les nodosités sont plus nombreuses, à tel point qu'elles se touchent en certains endroits.

Sur le *cou* et le *tronc* les nodosités sont distribuées à peu près comme dans l'observation I, c'est-à-dire que les parties médianes du dos et du ventre, les deux régions lombaires et les parties latérales en sont surtout richement pourvues ; néanmoins elles sont d'une façon générale plus petites, moins proéminentes et moins confluentes que dans l'observation I. En outre, il existe sur la peau qui recouvre les muscles pectoraux des taches arrondies, rougeâtres, ne faisant absolument aucune saillie ; en les palpant, on y constate également la présence de nodosités ou mieux de plaques qui s'étendent en profondeur. Il existe disséminées des tumeurs plus grosses proéminentes ; ainsi on en remarque une grosse comme une pomme sur l'omoplate droite, au-dessous de l'épine, une autre sur l'omoplate gauche près de son angle inférieur, une autre large de 4 cent. 1/2 et haute de 1 centimètre sur l'épaule droite et enfin une dernière plus volumineuse encore sur le sacrum. Les nodosités du ventre offrent à leur sommet un point noir, évidemment dû à de la matière sébacée desséchée. Une couronne de quatre petites tumeurs s'est formée autour du mamelon gauche ; à droite il n'en existe qu'une seule. On note encore quelques petites nodosités à la racine du pénis ; mais d'ailleurs, la verge et la peau des bourses sont complètement indemnes. Les *membres* supérieurs et inférieurs présentent comme dans l'observation I des tumeurs situées çà et là, il s'en trouve cependant une de la dimension d'une grosse pomme, à la partie postérieure de la jambe droite, au-dessus du cou-de-pied et une autre ayant 1 cent. 1/2 de diamètre au niveau du poignet droit.

Une nodosité de moyenne grandeur est située sur le dos de la main gauche près de la commissure du pouce. Mais en outre, la peau de la face dorsale des mains et celle de la face dorsale des pieds sont, la première très richement, la seconde moins abondamment pourvues de nodosités plates qui se continuent même sur le dos de la plupart des doigts, et spécialement sur les troisièmes phalanges du médius droit et de l'annulaire gauche, sur chacune desquelles existe une petite nodosité. Il n'y en a pas trace dans la paume de la main et à la plante du pied, sauf sur l'éminence thénar droite, où se trouve une nodosité plate, s'étendant en profondeur.

On peut sentir à la paume et à la plante de petites nodosités sous-cutanées, qui manquent sur l'index gauche, dont les deux dernières phalanges présentent une cicatrice linéaire résultant de l'incision d'un panaris.

Les nodosités grosses et moyennes sont fréquemment séparées du reste de la peau par une coloration tantôt plus foncée, tantôt d'un rose pâle, déterminée d'une part par la formation de vaisseaux fins et très visibles, d'autre part par une augmentation de la transparence du tégument. C'est également cette teinte qui attire l'attention sur les tumeurs (notamment au niveau des deux pectoraux) situées profondément et ne faisant aucune saillie. Par contre, il existe d'autres tumeurs très proéminentes, dont la coloration blanchâtre est tout à fait analogue à celle du reste de la peau. Dans ces cas, la peau est presque complètement mobile et les tumeurs s'étendent fréquemment jusque dans le tissu cellulaire sous-cutané. Les nodosités plus petites, surtout développées sur le peau du dos, descendent quelquefois jusqu'à la forme miliaire, font ordinairement une légère saillie et offrent une coloration d'un jaune tendre, rappelant celle de la cire faiblement colorée, sans doute parce qu'il existe également du tissu transparent dans ces nodosités et que la peau est devenue translucide. Mais il y a d'autres petites tumeurs recouvertes d'un tégument normal, et dans ce cas il est toujours possible de constater dans la production morbide un noyau extrêmement mobile qu'on peut aisément enfoncer assez profondément. A la lumière on constate que les tumeurs moyennes doivent aussi être constituées par un tissu transparent, puisque une tumeur de 1 cent. 1/2 d'épaisseur par exemple laisse passer autant de lumière qu'un pli cutané de 5 millimètres d'épaisseur.

D'ailleurs la peau sur toutes les tumeurs est lisse, sans aucune défectuosité, presque sans pigmentation. Du reste, la peau de tout le corps est pauvre en pigment; la teinte du visage seule est un peu jaunâtre, celle des mains et des avant-bras d'un rouge plus ou moins foncé. La jambe gauche offre une coloration brune avec légères nodosités disséminées, suite d'un eczéma sans induration de la peau. La peau qui recouvre les tumeurs est pauvre en poils, peut-être proportionnellement à l'extension qu'elle a subi ; les poils de duvet qu'on y trouve sont de la plus grande finesse. Sur la tête dont la chevelure est épaisse, abondante, on remarque des tumeurs dont la saillie est complètement dépourvue de cheveux ou n'en offre que 2 à 4.

Les tumeurs petites et superficielles ne permettent ordinairement pas de sentir d'inégalité dans leur consistance. Mais sur les moyennes (grosses comme une cerise) et les grandes, on sent nettement qu'elles sont molles en certains endroits et qu'ailleurs elles paraissent formées de faisceaux, voire même de nœuds ; elles donnent au doigt la même sensation que les lombrics à travers la paroi intestinale. Souvent ces faisceaux sont encore pourvus d'épaississements et légèrement mobiles les uns sur les autres.

Il est indubitable que cette espèce de tumeurs offre un arrangement plexiforme.

J'étais curieux, cela se conçoit, d'explorer les *troncs nervéux* périphériques, sensibles à la palpation, et tantôt je pus, grâce à la minceur et à la pauvreté en graisse du tissu sous-cutané, sentir sur ces nerfs des épaississements sur une grande étendue de leur trajet. Le *nerf sus-orbitaire gauche* se sent comme un cordon inégal, de l'épaisseur d'une plume de pigeon, depuis l'incisure jusqu'au milieu du front. L'épaississement du nerf à droite n'est pas évident. De chaque côté, le long des vaisseaux du cou, on sent de petits corps allongés, situés probablement sur le trajet des pneumogastriques, mais pouvant être aussi des glandes lymphatiques.

Sur le tronc et la nuque il ne m'a pas été donné de sentir d'épaississements noueux sur les trajets nerveux, probablement grâce au nombre énorme et à la situation confluente des tumeurs cutanées. Sur le grand pectoral gauche, on sent une petite nodosité, de la grosseur d'un grain d'orge, superficielle il est vrai, mais nettement sous-cutanée. A la face interne des deux bras, on perçoit nettement au moins deux corps fusiformes ; le long de la gouttière bicipitale interne il en existe d'analogues paraissant échelonnés les uns à la suite des autres. Tandis qu'à gauche, le nerf cubital au-dessous de la gouttière olécrânienne est seulement épaissi, mais cylindrique, celui du côté droit offre en outre à ce niveau un nœud très évident, mou, gros comme un noyau de datte; quand on le presse fortement, le malade accuse un tiraillement dans les quatrième et cinquième doigts. Il existe de plus, à la face supéro-interne des deux bras, des nodosités sous-cutanées grosses comme un grain d'avoine. L'avant-bras présente de petites nodosités situées dans le tissu cellulaire sous-cutané au-dessous de l'articulation du coude, entre le long supinateur et les pronateurs. J'ai cru sentir également le *médian* épaissi à ce niveau ; en tout cas il présente plus bas, près des tendons fléchisseurs, des deux côtés, mais surtout à gauche, une nodosité très évidente. A cette hauteur on sent également quelques inégalités et épaississements sur le trajet du cubital. Audessous de l'arcade crurale et bilatéralement se trouvent des nodosités allongées, sous-cutanées, notamment dans la région de l'aine, mais on peut se demander si on n'a pas affaire à des ganglions lymphatiques. Par contre il existe évidemment des nodosités au moins grosses comme un haricot sur le trajet du nerf saphène interne, immédiatement au-dessus et audessous de son passage à travers l'aponévrose. Le long des bords internes des deux tibias, mais notamment à droite, on sent un nombre assez considérable de petites nodosités qui ne sont pas disposées en séries linéaires, en sorte qu'on peut se demander si elles sont situées sur le trajet du tronc du saphène lui-même ou sur celui de ses rameaux cutanés. Très facile à diagnostiquer est l'épaississement noueux incontestable du nerf musculo-cutané du côté droit et du saphène externe gauche. Le premier se sent et est même visible à l'œil nu ; il se présente sous l'aspect d'un cordon de la grosseur d'une plume d'oie qui se porte obliquement sur la racine du pied et croise les tendons ; les mouvements du pied et des orteils permettent aisément de distinguer ce cordon des tendons. Le saphène est facilement mobile et sensible sur toute la partie externe du tendon d'Achille.

Je suis absolument convaincu qu'il est impossible de confondre les tumeurs auxquelles nous avons affaire avec des fibromes sous-cutanés de la peau : parceque tous les névromes dont il est question sont parfaitement mobiles, sous une *peau absolument normale*, parce qu'en outre sur beaucoup d'entre eux on pouvait sentir qu'ils n'étaient pas également mobiles dans toutes les directions, qu'ils ne permettaient qu'un déplacement latéral et qu'abandonnés ils reprenaient leur situation à la manière d'un nœud fait sur un fil. C'est ainsi que je pense pouvoir différencier aussi la nodosité sur le cubital d'un ganglion situé à ce niveau. La sensibilité de la peau ne paraissait en aucune façon être intéressée ; lorsqu'on touchait les tumeurs cutanées et les parties intactes de la peau, le malade localisait presque toujours exactement. L'exploration au moyen des pointes de compas ne permit pas de constater une diminution de la sensibilité. D'ailleurs, mon collègue, le professeur Jolly, constata comme parfaitement normaux les impressions douloureuses et les résultats obtenus sur les muscles par l'excitation électrique du nerf médian.

Observation III.

Modrzejewsky, 1882.

Julie M..., demoiselle, 37 ans, entre le 19 mars 1882 à l'hôpital de l'Enfant-Jésus (Varsovie), pour une tumeur de grand volume occupant la région claviculaire gauche. Dès sa première enfance, elle avait toute la surface du corps comme couverte de graines de pavot.

Réglée à l'âge de 16 ans, d'une manière très irrégulière. La tumeur de la région claviculaire, qui était primitivement de la grosseur d'un œuf de poule, a augmenté dans ces derniers temps d'une façon considérable en devenant très douloureuse.

La malade n'a observé chez ses parents ni excroissances, ni tubercules cutanés.

Examen de la malade. — Taille petite, corps émacié. La peau offre en quelques endroits une couleur terreuse.

Toute la surface du corps est recouverte de tumeurs de forme et de volume différents. Nombre maximum sur la tête et le cou, diminuant vers les fesses. En assez petite quantité sur le visage. Fourmillent sur la poitrine, le ventre, les parties sexuelles externes. Les bras et les avant-bras en présentent un grand nombre, tandis qu'il y a à peine quelques boutons *aux paumes des mains.* Nombreuses sur les cuisses, diminuent sur les jambes pour disparaître complètement aux pieds. Nombre approximatif 3,000. Volume variable. La plus volumineuse, sur l'abdomen, est grosse comme les deux poings, tandis que les plus petites ont les dimensions d'un pois ou même d'un grain de pavot. Les tumeurs moyennes sont de la grosseur d'une noix.

Surface lisse en général, présente quelquefois des inégalités comme si elle était recouverte d'une couche plus superficielle de boutons.

La consistance des petites tumeurs est molle et lisse. Dans les plus grandes le contenu produit l'impression d'un corps plus dur de la forme d'un bouton à couches superposées ou d'un nœud enchevêtré. Ce noyau dur est entouré d'une masse plus molle. Toutes sont indolentes, à part celle de la région claviculaire ; celle-ci est plus grosse qu'une tête d'adulte, s'étend de la clavicule gauche au bord supérieur de la septième côte et occupe l'espace compris entre le côté interne du bras gauche et le bord droit du sternum. Elle est bosselée, dure, peu mobile. Peau gris sale, rougeâtre à la partie inférieure, sillonnée de nombreux ramuscules veineux fortement tendus. Au toucher fluctuation superficielle limitée.

A l'exploration digitale du bord interne du muscle biceps du bras droit, on constate à la partie inférieure des rugosités en forme de boutons qui paraissent en relation avec le *nerf médian*. De même le long du *nerf péroné* à gauche, où l'on perçoit des boutons isolés au voisinage de l'extrémité supérieure de l'os.

Impossible de constater la présence des boutons le long du parcours des autres nerfs des extrémités.

L'état général de la malade était satisfaisant.

Au bout de huit jours passés à l'hôpital, la peau de la grande tumeur claviculaire se couvrit de quelques abcès gangréneux qui donnèrent issue à un liquide séro-purulent auquel s'adjoignirent bientôt des hémorrhagies qui épuisèrent le reste des forces vitales de la malade, décédée le 23 avril 1882.

Autopsie. — Faite vingt-quatre heures après la mort par le Dr Elsenberg.

La tumeur sous-cutanée de la région claviculaire gauche présente des ulcérations de différentes largeurs.

En pratiquant des incisions, on trouve que la tumeur est lobulaire, sillonnée de filaments fibreux; la couleur, d'un rouge foncé à la partie extérieure de la coupe, apparaît d'un jaune pâle en avançant vers l'intérieur. Le tissu de la tumeur, visqueux, homogène, sarcomateux, est cependant parsemé de petits foyers d'un jaune pâle de nature graisseuse, et offre, en outre, des poches d'un volume d'un pois ou d'une noisette emplies d'un liquide séreux et transparent. La tumeur envahit les muscles pectoraux en adhérant dans ses deux tiers externes au périoste de la clavicule.

Sur la muqueuse de l'*ileum* à 1 mètre 1/2 de la valvule de Bauhin, on trouve une tumeur du volume d'une grosse tête d'épingle, blanchâtre, dure, à pédicule large.

Le jejunum, à l'approche du duodenum, présente sous le péritoine une tumeur conique de la grosseur d'une noisette, dure, lobulaire, gris rougeâtre, de structure fibreuse.

Au commencement du *colon transverse*, sous la muqueuse, on rencontre un néoplasme de la grosseur d'un petit pois, gris foncé, dur et de structure fibreuse.

« Les autres organes n'ont rien présenté d'intéresssant au point de vue spécial qui nous occupe. »

Les nerfs *olfactifs*, *optiques*, *ocùlo-moteurs*, *pathétiques*, *auditifs* ne présentent aucune modification, tandis que les nerfs sus-orbitaires des deux côtés, de même que le nerf facial droit, sont couverts de nombreux néoplasmes. La partie cervicale du nerf pneumogastrique gauche offre deux renflements plus considérables. Les nerfs médian, axillaire, perforant de Casserius et cutané interne du côté droit présentent de nombreux néoplasmes. A la sixième paire cervicale on trouve une tumeur de la grandeur d'une fève. Du côté gauche on en trouve le long des nerfs médian, cubital et perforant de Casserius.

Les *plexus lombaires* des deux côtés offrent de nombreuses tumeurs le long de leurs ramifications. Sur le nerf crural droit, au-dessous du ligament de Poupart, on en trouve une du volume d'une aveline. De nombreuses tumeurs analogues se trouvent aussi sur la partie inférieure des deux plexus sacrés, sur le nerf sciatique, très augmenté de volume, surtout à droite ; sur le nerf péronier, sur le nerf tibial antérieur et postérieur, et jusque sur les rameaux cutanés les plus minces.

Il en est de même des rameaux musculaires qui présentent de nombreuses tumeurs parsemant le tissu des muscles.

La tumeur de la région cervicale gauche, examinée au microscope, paraît-être un sarcome fuso-cellulaire.

Une tumeur fut excisée sur la peau du dos, du vivant de la malade, et l'examen histologique donna les résultats suivants :

La tumeur, du volume d'une noisette, est recouverte d'une peau d'un brun sale, mobile au-dessus de la tumeur et n'adhérant à cette dernière que sur un espace très restreint. A la coupe on trouve une surface gris blanche, humide, ne présentant aucune homogénéité, mais plutôt formée de petits boutons de volume différent, réunis entre eux au moyen de filaments d'un tissu semblable à celui des boutons mêmes, ou séparés par un tissu conjonctif plus relâché.

Au microscope, chaque bouton apparaît comme un fibrome de consistance variée, bien que toujours molle (*fibrome mou*). Ceux qui sont un peu plus gros contiennent ún petit nombre de cellules fusiformes et une grande quantité de substance fibreuse intercellulaire ; les petits boutons, plus riches en cellules, présentent plus de variété sous ce rapport : aussi y constatons-nous des cellules fusiformes astéroïdes, et même quelques cellules rondes ou ovales ; il y a moins de tissu intercellulaire et sa structure fibreuse est moins prononcée. Les boutons situés plus profondément contiennent des vestiges d'anciennes cellules graisseuses privées de leur graisse.

Ainsi que nous l'avons indiqué, le tissu des néoplasmes contient de nombreux vaisseaux sanguins et des glandes sudoripares qui méritent une mention spéciale ; la tunique externe (*adventice*) des petites artérioles paraît d'abord un peu grossie et riche en cellules, mais plus tard se confond complètement avec les tissus néoplasiques. Il en est de même des conduits des glandes sudoripares : leur paroi interne se confond avec les tissus de la tumeur, tout en conservant son épithélium spécial. Le contenu de la glande est souvent granulé.

Les relations des tumeurs isolées avec la peau présentent cette particularité qu'elles émergent le plus souvent de la couche réticulaire et se rattachent à la peau au moyen de filaments compacts de tissu conjonctif dépourvu de cellules, filaments qui s'entrecroisent en formant des réseaux à mailles très lâches.

Le bouton siège immédiatement sous la couche mamillaire en forme de croissant à convexité tournée vers cette couche ; cette dernière, d'ailleurs, de même que l'épiderme, ne présente aucune altération sensible, tout en étant plus tendue et amincie. Les follicules pileux, de même que les glandes sébacées, sont en grande partie atrophiés.

(L'état microscopique des nerfs devait être l'objet d'une étude ultérieure dont nous n'avons pas connaissance).

Observation IV (personnelle).

Antoinette Ch..., demoiselle, 47 ans, née à Voux (Seine-et-Marne), entre à l'hôpital Cochin, dans le service du Dr Moizart, en avril 1883, pour un kyste de l'ovaire. Elle présente sur toute la surface du corps de nombreuses tumeurs qu'elle dit avoir toujours eues et qui ne l'ont jamais incommodée. Ces tumeurs n'ont jamais augmenté de volume ni subi aucune modification appréciable.

La malade a quitté ses parents très jeune et ne peut pas dire s'ils étaient porteurs de tumeurs semblables. Pas de consanguinité entre ses parents.

Elle est de petite taille, a été réglée très tard. Son intelligence ne paraît pas très développée.

En examinant ses organes génitaux, nous avons pu constater la parfaite intégrité de l'hymen ; son affection cutanée est probablement une des causes de la conservation de sa virginité.

Elle est domestique et a toujours été employée à des travaux assez pénibles. En ce moment elle est très amaigrie.

Examen de la malade. — La peau offre un nœvus pigmentaire généralisé disposé en petites taches brunâtres très confluentes sur le dos, la nuque, un peu moins sur la poitrine et l'abdomen, très petites et de coloration faible sur la face. Aux membres supérieurs elles sont assez nombreuses sur les bras et disparaissent presque complètement au niveau du coude. Aux membres inférieurs elles s'arrêtent environ au milieu de la cuisse.

Sur presque toutes les parties du corps on observe des tumeurs de dimensions variables, depuis celle d'une grosse tête d'épingle jusqu'à celle d'une noisette et même d'une petite noix. Dans leur disposition topographique elles accompagnent le nœvus et sont plus nombreuses dans les régions où les taches sont plus confluentes.

Le *cuir chevelu* en est exempt. A la *face* on voit seulement quelques élevures petites, non pédiculées, analogues à des verrues, mais à surface lisse et de coloration normale.

A l'*oreille droite*, au niveau de la rainure qui sépare le tragus de la partie initiale de l'hélix, existe une tumeur faisant une légère saillie dans l'intérieur de la conque ; la base est large, sans ligne de démarcation avec la peau environnante. Sur la circonférence du pavillon de l'oreille gauche, à la partie supérieure et postérieure, on note une tumeur du volume d'un gros haricot.

Sur la *poitrine*, quelques-unes de la grosseur d'une noisette à la hauteur des mamelles. Sur l'abdomen, les tumeurs moyennes sont plus rares, plus espacées ; elles sont entremêlées de petites élevures ; celles-ci existent seules au niveau du pubis.

Sur les *grandes lèvres* on remarque quatre ou cinq petites saillies arrondies, assez apparentes, à droite. A gauche, il en est de même ; on y voit de plus une tumeur de la grosseur d'un haricot.

A la *nuque*, les tumeurs sont de petite dimension et très confluentes ; trois ou quatre assez grosses au niveau des omoplates. Le dos est parsemé de tumeurs moyennes ; vers le milieu, du côté droit, on remarque une saillie conique, à base légèrement indurée, un peu rouge.

A la *région lombaire*, la confluence est à peu près la même qu'à la nuque ; quelques-unes des tumeurs atteignent la grosseur d'une petite noix ; l'une d'elles, sur le sacrum, a été écorchée par le frottement du drap et a donné un peu de sang.

Sur les membres supérieurs on en note trois ou quatre assez grosses à la racine du bras ; une, de la dimension d'une noisette, pédiculée, sur l'avant-bras.

Quelques petites élevures à la partie inférieure des avant-bras et sur le dos de la main ; deux ou trois sur la première phalange des deux médius. Il n'en existe pas à la paume.

On n'en voit que deux ou trois sur les cuisses ; aucune sur les jambes ; une seule au bord interne du pied gauche. Sur le pied droit une petite saillie sur la seconde phalange du gros orteil. Les ongles du quatrième orteil des deux côtés sont atrophiés et à peu près disparus.

Pas de tumeurs dans la bouche et le pharynx ni sur la muqueuse nasale.

Nous avons exploré avec soin le trajet des nerfs superficiels et nous n'avons pu sentir aucune nodosité.

Les tumeurs sont généralement arrondies, les grosses et moyennes pédiculées pour la plupart, les petites sessiles. Les premières sont flasques, semblables à des poches. La peau lisse, un peu luisante, tantôt de coloration pigmentaire faible, tantôt rosée. Sur le dos la teinte est plus foncée, probablement à cause du frottement produit par le décubitus. Sur quelques-unes, dans cette région, on voit des arborisations vasculaires. Nous avons noté sur trois ou quatre élevures de petits orifices noirâtres dont on faisait sourdre par pression de la matière sébacée.

Quand on saisit les tumeurs moyennes pédiculées entre les doigts on a la sensation d'une masse mollasse à la périphérie avec un empâtement plus résistant, mais jamais bien dur, à la partie centrale. Les petites tumeurs sont moins affaissées et offrent plus de consistance au toucher.

Elles sont toutes indolentes. La sensibilité ne paraît pas modifiée à leur niveau.

La malade entra à la Maison de la rue de la Santé pour se faire opérer de son kyste de l'ovaire. Elle mourut des suites de l'opération.

L'autopsie n'a pu être faite.

Observation V.

Tilesius, 1793.

Un individu mâle de 50 ans, dont les parents ni les frères n'étaient atteints d'affection de la peau, présentait un grand nombre de tumeurs cutanées variant de volume, depuis celui d'un pois jusqu'à celui d'un œuf de pigeon. Forme variable : les unes semblables à des verrues, les autres ovales ou aplaties par la pression exercée (par exemple, aux pieds).

Une tumeur plus considérable s'étendait sur l'épigastre et retombait en forme de sac, depuis l'appendice xyphoïde jusqu'à la hauteur de l'ombilic.

Tumeurs nombreuses sur le cou et le torse ; plus rares sur les extrémités et le visage. Dès la naissance, on avait observé chez l'individu des excroissances sur la peau.

La tumeur épigastrique, qui n'avait que la grosseur d'un pouce, s'était développée dans la suite plus fortement que les autres, probablement à cause des occupations journalières de l'individu (il était tanneur).

Quelques-unes, parmi les plus grosses, présentaient à leur

centre un point noirâtre d'où l'on pouvait, par la pression, faire sortir de la matière sébacée.

Leur coloration était rougeâtre, jaunâtre ou rouge brun. La consistance molle et spongieuse.

Chaque mois, les tumeurs subissaient une poussée congestive : les plus grosses, la tumeur épigastrique surtout, étaient le siège de démangeaisons, et devenaient douloureuses au toucher. Sous l'influence du grattage, elles dégageaient une humeur âcre et fétide qui se concrétait aussitôt.

Observation VI.

Hesselbach, 1824.

Blanchisseuse de 39 ans. Tumeurs multiples *congénitales*, mobiles, indolentes. Grosseur variant depuis celle d'une noisette jusqu'à celle d'un sein de femme. « Son père était atteint « du même mal. »

A l'autopsie, on constate des névromes multiples sur la presque totalité des nerfs périphériques.

Observation VII.

Walther, 1814.

Jeune fille de 19 ans. Vingt-quatre tumeurs de grandeurs différentes se trouvaient sur un *nævus maternus* pigmentaire énorme et très poilu qui s'étendait sur la partie inférieure du torse, du côté du ventre comme du dos. Ces tumeurs étaient en forme de boutons ou de petits sacs; la plus grande s'étendait sur la hanche droite jusqu'au genou. De la grosseur d'une noix à la naissance de l'enfant; à sept ans, elle était grosse comme le poing, et à l'époque de l'opération elle avait un pied et demi de long; et pesait 16-18 livres. Cette tumeur fut extirpée, ainsi que trois mois plus tard une autre de 2 livres (avec succès).

Recklinghausen cite, nous ne savons pourquoi, cette observation parmi les cas de fibromes circonscrits de la peau.

Observation VIII.

Hale Thomson, 1841.

John Latham, 36 ans. Tumeurs nombreuses sur tout le corps. Congénitales. Développement extraordinaire des téguments, en forme de besace, allant du milieu de la région lombaire jusqu'au dessous des fesses.

Santé bonne. Vie sobre et laborieuse.

Quelques semaines avant l'entrée à l'hôpital, il remarqua sur la partie supérieure et interne de la cuisse droite une tumeur de la grosseur d'un petit œuf. Pas de chute, de coup ni aucune blessure pouvant rendre compte de son origine. Resta indolente pendant plusieurs semaines; présentait parfois des battements et une sensation de chaleur. Accroissement graduel jusqu'aux dimensions d'un pain de deux livres, ce qui alarme le malade et le décide à réclamer les secours de l'art.

A l'hôpital, frictions pendant quinze jours avec une pommade à l'iodure de mercure; puis, pendant plus d'un mois, onctions avec liniment composé de térébenthine et d'acide sulfurique. Aucun résultat.

Le volume de la tumeur augmenta, au point d'empêcher la marche possible jusque-là. Elle s'étendait depuis la crête de l'os iliaque jusqu'à quatre pouces de l'articulation du genou.

Après huit mois de séjour à l'hôpital, la tumeur prit un aspect asez semblable à celui du fongus hématode : sa forme devint noueuse, et sa surface était parcourue par des veines dilatées. Œdème de la jambe et du pied. Depuis la croissance rapide de la tumeur, apparition d'une forte douleur intermittente dans le genou et la cheville.

Le molluscum couvrant la totalité du corps ne présenta aucun changement dans ses dimensions et sa coloration pendant son séjour à l'hôpital.

Aucun dérangement constitutionnel jusqu'à la veille de la mort: ce jour-là, accès épileptiforme durant plus d'une heure; reprise de connaissance, frissons répétés se suivant rapidement, pupilles contractées, pouls à 50 et très faible.

Douleur excessive dans la tumeur, manifestée par des gémissements faibles du malade, et des frictions répétées et constantes de sa main sur la région. Deux heures avant la mort, la tumeur présente une coloration très sombre; veines très distendues.

Examen post-mortem. — Après avoir disséqué les téguments la tumeur fut facilement enlevée. Elle pesait 25 livres.

Ganglions de l'aine parfaitement sains.

Le périoste fait corps avec la tumeur, et se détache librement de l'os dans l'étendue d'environ un pouce et demi, en partant du petit trochanter.

A la coupe, elle est reconnue être un beau spécimen de ce que Kiernan appelle *sarcome albumineux*.

L'espèce de fanon situé à la partie postérieure du corps parut constitué entièrement de tissu cellulaire condensé. Mais les tumeurs couvrant le corps, quoique n'ayant de connexions qu'avec la peau, présentaient le même caractère albumineux que la tumeur de la cuisse.

Observation IX.

Virchow, 1847.

Molluscum multiple chez un jeune homme, dont le grand père, le père et les frères étaient affectés des mêmes tumeurs.

Observation X.

Verneuil, 1858.

Sujet de dissection. Quantité innombrable de tumeurs cutanées, de volume variant depuis celui d'une tête d'épingle jusqu'à celui d'une noix. Les plus petites, non apparentes à la vue, sont très sensibles au toucher, ou se rencontrent facilement dans l'épaisseur du derme à la dissection. Le siège de ces tumeurs est bien certainement l'épaisseur du derme; quelques-unes, en petit nombre, sont situées au-dessous de cette membrane, mais adhèrent à sa face profonde.

L'examen microscopique montre que si quelques-unes ne renferment pas de vaisseaux, d'autres sont au contraire très vasculaires. Envoient de un à quatre prolongements dans l'épaisseur du derme. On y trouve des vestiges de glandes sébacées et des glandes sudoripares entières. Quelques filets nerveux renfermant de 25 à 30 tubes. Le reste du tissu n'a pas de caractères bien déterminés : on y voit quelques noyaux analogues à ceux du tissu fibro-plastique.

Mais ce qu'il y a de remarquable, c'est qu'on y trouve des fibres musculaires, les unes *striées, larges, comme les fibres du cœur*, d'autres *lisses*. Ces fibres se retrouvent dans toutes les tumeurs sans exception.

L'exiguité de ces tumeurs fait repousser l'hypothèse de *lipomes*. Aucun indice pour y voir une manifestation syphilitique. L'affection était uniquement limitée à la peau. On n'a rien découvert de semblable dans les viscères (1).

Observation XI.

Hecker, 1858.

Rosine Geng, 32 ans, présente environ soixante tumeurs cutanées grandes et petites. Chez plusieurs de ses parents les médecins ont constaté des tumeurs analogues. Son grand-père du côté maternel, en particulier, présentait sur le tronc de nombreuses tumeurs et verrues, de dimensions variables, quelques-unes de la grosseur du poing. Le frère de celui-ci portait une énorme tumeur sur le dos, et un frère à elle en avait également.

(1) Recklinghausen, qui cite cette observation dans son mémoire, se demande si ces fibres striées transversalement n'étaient pas des fibres de tissu conjonctif qui, par suite d'un processus cadavérique quelconque, se seraient liquéfiées et striées transversalement, comme on l'a vu souvent depuis le temps où M. Verneuil a fait cette observation et comme on l'a obtenu par voie méthodique par liquéfaction lente dans des acides étendus, digestion artificielle (Stirling).

Au contraire, M. Besnier (Dermatomyomes. In Ann. Dermat. et syphil. 1880) cite cette observation comme un cas de myomes généralisés. Quoiqu'une partie des fibres musculaires trouvées dans les tumeurs soient mentionnées comme *semblables aux fibres du cœur*, il n'hésite pourtant pas à appeler ces tumeurs des *liomyomes*. Ces différences dans l'interprétation sont, d'après lui, expliquées aisément par les différences dans la technique actuelle et celle d'il y a 20 ans.

Déjà, à l'âge de 14 ans, il y avait sur son corps des tumeurs de la grosseur d'une pomme.

A l'examen, elle présentait à la nuque une tumeur assez grande, mobile, mais surtout une énorme sur le dos et les fesses (2 pieds 2 pouces de long et 3 pieds 4 pouces de circonférence). Le poids, constaté après l'extirpation, était de 31 livres. A l'intérieur, cavités cystiques pleines de liquide. La peau qui la recouvrait était pigmentée en brun.

Toutes les quatre ou cinq semaines, état fièvreux, lassitude, manque d'appétit, vomissements, palpitations, dyspnée, etc., durant quatre à six jours. La tumeur enflait, se colorait d'un rouge érysipélateux. Des fissures de la surface sortait un liquide jaune clair, nauséabond, se coagulant au repos. Quatre à cinq grands verres en vingt-quatre heures.

Mort bientôt après l'opération.

Observation XII.

Hitchcock, 1862.

Trois cas de fibromes multiples dans la même famille.

I. La mère, Elisabeth Clark (81 ans), en avait plusieurs centaines, surtout au visage, au cou, au thorax et aux bras. Sur sept enfants qu'elle eut, deux survécurent, savoir :

II. Elis. Clark (54 ans). Nombreuses tumeurs sur tout le corps. A l'âge de 10 ans, une de la grosseur d'un œuf de poule fut extirpée, ainsi qu'une seconde siégeant à la lèvre supérieure.

III. Samuel Clark (46 ans). Il y a vingt-deux ans qu'une tumeur mobile apparut au bras droit au-dessus du condyle interne de l'humérus. Indolence et développement lent au début; plus tard, elle se développa rapidement, et causa tant de douleurs que le malade ne put plus travailler. Cette tumeur, longue de 6 pouces 1/2 et large de 3 pouces 1/2, a été extirpée. Elle siégeait sur le nerf cubital et avait la structure d'une tumeur fibro-plastique. Deux années après, elle reparut au bord supérieur de la cicatrice; en outre on sent une corde dure dans l'aisselle, douloureuse quand on la presse, couverte d'une peau rougeâtre.

Il faut noter un grand nombre de tumeurs sur la peau, molles et ridées à leur surface, les plus grandes pédiculisées.

Grosseur d'un pois. Nombreuses sur le dos, plus rares sur la poitrine et le front.

Tumeurs analogues dans le tissu cellulaire sous-cutané du bras.

Amputation du bras à l'articulation de l'épaule. La tumeur réapparue, longue de 8 pouces, se trouvait entre les muscles du haut du bras et siégeait sur le *cubital*, sans adhérer aux *perforant et radial*. Son aspect était encéphaloïdique et se composait de tissu fibreux à noyaux oblongs.

Mort huit mois après l'opération. Pas d'autopsie.

Observation XIII.

Virchow, 1863.

Femme de 47 ans. Sur tout le corps, tumeurs multiples, petites et grosses, qui s'étaient lentement développées depuis des années. Beaucoup d'entre elles étaient très petites, de la grosseur d'un pois jusqu'à celle d'une cerise, arrondies et recouvertes d'une peau lisse. D'autres, plus grandes, de la grosseur d'une noisette et au delà, du reste de même conformation. La plus grande s'insérait à gauche par une large base, à la région costale inférieure; elle avait 48 pouces de circonférence, et s'étendait depuis la ligne blanche jusqu'à 2 pouces de la colonne vertébrale. Elle pendait jusque bien au-dessous de la hanche. A sa surface et dans son pourtour, elle portait nombre de petits tubercules secondaires, mais la peau qui la recouvrait était en général unie et comparativement mince. Consistance molle, presque fluctuante. Après l'extirpation, elle pesait 16 kilog. 250 gr.

Considérée par Virchow comme type de *fibroma molluscum*.

Observation XIV.

Nélaton et Chedevergne, 1865.

Vannier de 28 ans. Enorme tumeur en forme de manteau recouvrant les deux tiers du tronc. S'attache à la racine du cou par un pédicule étendu de l'angle interne et supérieur de l'omoplate gauche à la fossette sus-sternale, en passant sur l'épaule droite. Le manteau formé par la tumeur recouvre la moitié droite du thorax, l'épaule droite et le bras droit, la partie postérieure du tronc, du col au sacrum.

Date de seize ans. Née au niveau de la quatrième ou cinquième vertèbre cervicale sur une petite saillie *congénitale* semblable à « plusieurs autres de la grosseur d'une noisette « existant sur la surface du corps. »

Développement assez lent au début ; accroissement rapide depuis quelques mois.

Masse mince en avant, épaisse en arrière (15 centimètres d'épaisseur maximum). En avant, la peau est d'apparence normale, sillonnée de grosses veines. En arrière, elle est chagrinée, et offre l'aspect de l'éléphantiasis des Arabes ; elle est tachetée.

Au-dessus de la clavicule, ganglions nombreux et mobiles; on sent à travers la peau de petits cordons cylindriques qui semblent s'y rendre.

Tous les mois, depuis une année, poussées congestives analogues à celles de l'éléphantiasis : fièvre, vomissements, diarrhée; sécrétion séreuse abondante et infecte sur la surface de la tumeur.

Mort sept jours après l'opération.

Examen histologique, fait par M. Cornil : hypertrophie du derme, épiderme mince, papilles peu ou pas visibles. Pas de distinction entre ce qui serait le derme et le tissu cellulaire sous-dermique. Glandes sébacées très développées. Pas de glandes sudoripares dans la partie examinée.

Le tissu gris, mou, œdémateux, présente comme élément essentiel des cellules de tissu conjonctif et des noyaux embryoplastiques, quelques cytoblastions très rares. Tissu très vascularisé.

Observation XV.

Trélat, 1883 (inédite).

B..., Élie, 22 ans, relayeur d'omnibus, entre à l'hôpital Necker, le 22 janvier, dans le service de M. le professeur Trélat.

Père mort à 63 ans. Mère vivante. Frères et sœurs en bonne santé. Dans son enfance, adénites cervicales; pas de cicatrice. Pas de maux d'yeux, ni d'écoulement d'oreilles. Impetigo du cuir chevelu.

Pas d'antécédents de tuberculose, de rhumatisme, ni de syphilis.

A son entrée à l'hôpital, l'état général est assez bon. Chapelets ganglionnaires cervicaux à droite et à gauche.

Ce malade entre pour une tumeur de la fesse gauche. Il raconte que le 20, au soir, il remarqua une tuméfaction notable, douloureuse de la fesse gauche. On lui fait dire qu'il se serait cogné contre une voiture dans le courant de la journée; la contusion n'aurait pas été assez violente pour arrêter son travail, mais il dut pourtant le cesser le lendemain.

Aspect de la peau normal à l'entrée du malade à l'hôpital. Tumeur dont la fluctuation n'est véritablement nette qu'à la partie supérieure. Volume du poing. Empâtement plutôt que fluctuation. Elle est peu mobile, indolente et paraît siéger dans la couche profonde de la région.

Un point très nettement douloureux sur la crête iliaque, dans le voisinage de l'articulation sacro-iliaque gauche.

Le malade ne marche qu'avec peine et ne peut s'asseoir que sur la fesse droite.

Deux jours après l'entrée du malade, apparition à la partie inférieure de la tumeur d'une tache bleuâtre, ecchymotique, de la largeur de la main.

Outre cette affection récente, le malade présente une pigmentation brunâtre de la peau, par plaques. On observe, en outre, sur toute la surface du corps, un certain nombre de petites tumeurs molles, superficielles, siégeant dans la peau. Leur volume varie depuis la grosseur d'une lentille jusqu'à celle d'une grosse fève. Les principales siègent :

1 à la région pariétale droite.
1 — mastoïdienne droite.
8 sur le dos.
7 sur le thorax et l'abdomen.
5 au membre inférieur gauche.
3 — droit.

L'examen complet du malade amène la découverte de deux autres tumeurs:

1° *Jambe droite.* — A la partie inférieure et interne du creux poplité, on trouve une petite tumeur grosse comme un demi-œuf, dure, mobile, roulant sous le doigt, paraissant fixée par les contractions du jumeau et du soléaire.

Une pression modérée de la tumeur fait faire au malade des mouvements désordonnés et détermine à ce niveau une vive douleur s'irradiant vers le genou et vers le pied.

2° *Cuisse gauche.* — Autre petite tumeur à la partie interne sur le trajet des vaisseaux et nerfs fémoraux. Douloureuse à la pression. Dure et mobile, indépendante des muscles voisins, paraissant de même nature que la tumeur de la jambe droite.

Pour la tumeur de la fesse, M. Trélat diagnostique un épanchement sanguin. Il écarte l'hypothèse d'un abcès froid avec point osseux originaire douloureux.

Compression, repos, observation; au besoin intervention.

La tumeur de la jambe fut enlevée plus tard. C'était un pseudo-névrome fibreux.

Avant la sortie du malade, lorsque le foyer sanguin de la fesse fut résorbé, la palpation à ce niveau fit découvrir un névrome, autour duquel l'épanchement avait eu lieu. Ce névrome était développé sur une des branches du petit sciatique.

Il y avait donc en tout trois névromes.

Observation XVI.

Atkinson, 1875.

I. Ellen Lyons, 50 ans, constitution faible. On voit sur son corps de nombreuses tumeurs de fibroma molluscum, les plus grosses ne dépassent pas les dimensions d'une noisette. Molles, pâteuses au toucher, indolentes, ne produisant aucune gêne. On ne peut découvrir chez elle de tumeurs dures sous-cutanées comme chez son frère, dont le cas suit.

Elle déclare qu'elle a ces tumeurs depuis sa première enfance et que, autant qu'elle puisse se souvenir, elles n'ont jamais augmenté de volume. Elle assure positivement que les tumeurs de son frère datent aussi de l'enfance, et se rappelle clairement l'existence de tumeurs semblables chez son père.

II. Thimothée Lyons, 56 ans. Constitution faible. Petite

taille. Amputé, il y a cinq ans, de la cuisse gauche à la suite d'accident.

Toute la surface de son corps, surtout à la partie supérieure, est couverte de tumeurs innombrables, depuis la grosseur d'un grain de chènevis jusqu'à celui d'un petit œuf de poule. Assez nombreuses sur le cuir chevelu. Très confluentes sur le front, les joues et le menton. Nombreuses sur la poitrine, le dos et l'abdomen. Quelques élevures sur le membre inférieur qui subsiste encore. Une seule tumeur, à limites très nettes, sur le scrotum.

Peau, en général de coloration normale, quelquefois, sur les plus grosses, un peu hyperhémiée.

Les petites tumeurs semblent être situées directement dans le derme. A l'œil, elles offrent l'aspect d'une multitude de grains de plomb incrustés dans la peau. Lorsqu'elles atteignent des dimensions suffisantes pour qu'on puisse les saisir, les caractères typiques du fibroma molluscum deviennent tout à fait évidents, et la sensation donnée au toucher est celle d'une masse molle, gélatineuse, avec des cordons ou faisceaux traversant la tumeur en divergeant et rayonnant principalement de la base.

Sur le dos, deux *nævi verrucosi* qu'il est impossible de méconnaître, et qui sont aussi le siège d'excroissances molluscoïdes.

En plus des tumeurs de fibroma molluscum, il existe sur le corps de cet homme une seconde série distincte de tumeurs, entièrement sous-cutanées, généralement de la dimension d'un grain de café, mais dans un cas du volume d'une amande, dures et résistantes au toucher, mobiles sous la peau dans certaines directions et certaines limites, plus ou moins douloureuses, spontanément et à la pression, n'ayant pas de connexions apparentes avec le derme et étant évidemment des pseudo-névromes.

Répartis en nombre considérable, surtout sur la tête et les extrémités. Le plus gros d'entre eux est situé à la face interne du bras sur le nerf médian; il est très douloureux. Un autre, à l'avant-bras, très douloureux, mobile latéralement, situé sur le nerf cubital. Les autres sont irrégulièrement répartis.

Après anesthésie, une tumeur de chaque espèce fut enlevée à la face antérieure du poignet gauche, la proximité des deux tumeurs permettant de les comprendre dans une seule incision.

Le névrome est allongé, en forme de poire, de la grosseur d'un grain de maïs. Sa connexion avec un nerf n'est pas apparente.

Au microscope, il est constitué par un tissu fibreux dense, avec une grande quantité de cellules fusiformes. Ses caractères étaient ceux des tumeurs fibroïdes ordinaires. On ne put pas découvrir de trace de fibres nerveuses. En fait, rien dans les caractères microscopiques ni cliniques de cette tumeur ne pouvait la faire diagnostiquer comme un pseudonévrome. Ce diagnostic fut porté d'après l'observation des autres tumeurs semblables, dont la connexion avec les nerts était manifestement évidente, mais dont on ne put obtenir des spécimens, ce qui aurait nécessité une nouvelle opération à laquelle le malade se refusa.

La tumeur molluscoïde était molle, gélatineuse; au microscope, elle présenta les caractères habituellement décrits par les auteurs.

GROUPE (B).

Fibroma molluscum circonscrit.

OBSERVATION XVII.

Val. Mott, 1854.

Cinq cas de tumeurs cutanées, toutes congénitales, développées sur un nœvus pigmentaire. Les productions morbides étaient toutes de coloration plus brune que les téguments environnants. Consistance d'un sein flasque et très amaigri. Elles présentaient deux ou trois plis étagés qui les faisaient ressembler à une pèlerine irrégulièrement drapée. Toutes étaient constituées par une hypertrophie de tissu conjonctif entremêlé de quelques vaisseaux sanguins. Dans un seul cas on observait des ulcérations provenant entièrement d'un défaut de propreté.

I. Jeune femme de 24 ans. Tumeur congénitale, flasque, de 6 pouces de long et à peu près autant de large, complètement pendante, située à 4 pouces environ au-dessous du sein gauche, Epaisseur d'un pouce environ, couleur brune. Excision. Pas de récidive.

II. Femme de 40 ans, célibataire. Tumeur semblable de forme, dimensions et siège à celle décrite dans le cas précédent. Ulcérée sur toute son étendue, à cause de la malpropreté dégoûtante de la malade.

Excision. On dut nécessairement laisser une plaie assez large. On dut lier plusieurs petites artères. Les quatre premiers jours après l'opération se passent assez bien. La fièvre s'allume ensuite, prend en peu de jours des allures typhoïdes et se termine bientôt par la mort.

III. Garçon de 14 ans. Tumeur étagée en trois plis s'étendant de la *couronne de la tête* (from the crown of the head) à quelque distance au-dessous de la mâchoire inférieure. Le pli supérieur recouvrait ou plutôt englobait la paupière supérieure qui était attirée en bas. Au-dessous l'œil apparaissait sain au fond d'un canal de trois ou quatre pouces de profondeur. La masse couvrait en outre la moitié du nez, les lèvres, tout le côté de la face et s'étendait en arrière jusqu'au delà de l'oreille. Dans tous ces points elle semblait occuper la totalité du tissu de la peau.

La peau de la surface de la tumeur était ridée et rugueuse dans les points où elle recouvrait les irrégularités du tissu sous-jacent hypertrophié. Indolence complète.

« D'après la mère, on avait remarqué peu de temps après « la naissance, sur le côté de la face une petite tache ou sail- « lie sur laquelle la tumeur s'était développée. »

Extirpation. — Grand nombre d'artères à lier. Plusieurs veines de gros calibre. On avait laissé quelque peu de tissu malade.

Récidive commençant au bout de quelques semaines. Seconde opération. Nouvelle récidive.

IV. Garçon de 12 ans, présentant sur l'autre côté de la face une tumeur exactement semblable à la précédente, mais de moindres dimensions. Le développement a commencé de très bonne heure, et est probablement congénital.

Opération ; après six ans, pas de récidive.

V. Femme de 45 ans. D'après la mère, le développement de la tumeur avait commencé aussitôt après la naissance.

Tumeur énorme attachée aux téguments derrière et au-dessous de l'oreille et retombant en plis étagés, comme ceux d'une draperie, sur la poitrine jusqu'à l'ombilic, sur l'épaule et le bras gauche jusqu'au niveau de l'insertion du deltoïde. Longueur 21 pouces, largeur 18.

Couleur brun sombre ou cuivrée, de consistance molle et élastique, semblable à un poumon affaissé ou à un placenta. Opération suivie de succès.

L'examen microscopique montre une hypertrophie de la peau et du tissu cellulaire sous-cutané.

Observation XVIII.

Demarquay, 1864.

Demoiselle, 24 ans. Forte constitution. Règles régulières et abondantes, mais douloureuses.

Il y a cinq ans, elle fit une chute sur un vase de porcelaine qui se brisa ; les bords tranchants lui coupèrent la grande lèvre droite. C'est à cette blessure que la malade attribue le développement de sa tumeur.

Elle découvrit, il y a un an, sur la cicatrice, une tumeur grosse comme une noisette, molle, un peu élastique, roulant sous le doigt, indolore. Accroissement progressif ; au bout de six mois (janvier 1864) elle avait le volume d'une noix. Maintenant (juillet 1864) elle a l'apparence et les dimensions d'un scrotum. Suspendue au milieu de la grande lèvre, sans ligne de démarcation. Peau flasque, normale, privée de poils, très riche en follicules sébacés qui donnent naissance à de nombreuses petites tannes. A la palpation on sent des nodosités ou lobules rappelant la sensation donnée par le varicocèle.

La tumeur augmente quelquefois par la marche, les fatigues, et à chaque époque menstruelle. Quelquefois elle diminue par le retrait de son contenu. Elle est alors flasque, ridée, et les parois s'appliquent l'une contre l'autre.

Pas d'examen microscopique.

L'auteur donne à cette tumeur le nom de *tumeur fibro-graisseuse.*

Observation XIX.

Denonvilliers, 1805.

Homme de 33 ans. Tumeur de la grosseur du poing au niveau de la troisième vertèbre dorsale ; forme et volume d'une mamelle de femme un peu pendante. Pédicule un peu aplati de haut en bas, de la largeur d'une pièce de 5 francs.

Peau adhérente. Poils à une distance quadruple de la distance ordinaire, dépression légère à la base de chacun d'eux.

Le malade s'est aperçu pour la première fois de la présence de sa tumeur il y a dix ans.

« Sur l'épaule gauche et le bras droit deux petits mollus-
« cums. »

Extirpation. — Tissu fibreux avec noyaux embryo-plastiques. Capillaires abondants. Les glandes sébacées se dissèquent facilement à l'œil nu.

Observation XX.

A. Bryk, 1869.

I. A la naissance d'un enfant on observa sur le côté droit du pubis un tubercule plat gros comme un noyau de cerise ; il grossit sans interruption et quatorze mois plus tard il avait la forme d'une grappe de raisin (30 centimètres de long) reliée à la grande lèvre. La tumeur était formée de lobules plus ou moins considérables qui étaient supportés par un pédicule commun.

Après l'opération, la surface de section laissa écouler un liquide séreux. Des faisceaux fibreux élastiques à contours bien dessinés séparaient assez régulièrement des nodules assez mous de la grosseur d'une noix. D'autres nodules étaient plus durs et se composaient d'un tissu granuleux.

II. Cas analogue. Tumeur éléphantiasique de la vulve de 26 centimètres de long et provenant (dès la naissance) d'une saillie grosse comme une pièce de deux centimes sur le pubis.

Observation XXI.

Tillaux, 1872.

Observation intéressante à cause du siège de la tumeur.

Molluscum pendulum du pied gauche.

Malade âgée de 66 ans. Porte depuis 39 ans une tumeur pédiculée, ayant la consistance d'un lipome, et siégeant à la plante du pied qui est creusée assez profondément pour loger la tumeur. Celle-ci a été supportée sans gêne ni douleur à cause de la lenteur de son développement.

Enflammée à la suite d'une longue course ; atteint en ce moment la grosseur du poing. Surface ulcérée de la largeur d'une pièce de 5 francs. Opération. Pas d'hémorrhagie.

La tumeur était composée de tissu fibreux et de graisse.

Observation XXII.

Giorgio Marcacci, 1879.

Homme de 55 ans, père de neuf enfants. A sa naissance, on remarque une petite tache de couleur un peu foncée, avec légère élevure sur les parties postérieures et latérales du cou. A l'âge de 10 ans, cette lésion subit un nouveau développement et devint le siège d'une tumeur qui s'est toujours accrue depuis.

A deux reprises, en 1875 et 1878, il souffrit d'une affection fébrile, d'allure typhoïde, pendant laquelle le molluscum s'enflamma, s'ouvrit, et donna issue à une grande quantité de pus.

La tumeur a l'aspect d'un bissac porté sur l'épaule droite, et dont les deux parties constituantes pendent l'une sur la poitrine, l'autre sur le dos. Un prolongement retombe comme une large épaulette sur l'épaule et le tiers supérieur du bras.

Poids apprécié aussi exactement que possible : masse postérieure, 2 kilog. 240; masse antérieure, 1 kilog. 500; masse scapulaire, 1 kilogramme.

Examen histologique. — Tissu conjonctif avec éléments fusiformes et globuleux.

Observation XXIII.

Communiquée par M. le Dr Marfan.

X..., âgé de 47 ans, entre à l'hôpital de Castelnaudary, pour une fracture de la clavicule du côté gauche.

Il porte à la partie interne du bras gauche, dans le tiers supérieur, une tumeur de la grosseur d'une noix, avec un rudiment de lobulisation. Elle s'attache par un pédicule presque aussi fin qu'un fil. Elle est extrêmement molle et donne la sensation d'une poche membraneuse vidée.

Le malade raconte qu'il en a eu une semblable à droite,

dans un point à peu près symétrique : le pédicule était si fin, que la tumeur se détacha toute seule.

La tumeur du bras gauche fut excisée par le docteur Marfan : l'excision donna un écoulement de sang très léger qu'on arrêta immédiatement avec le nitrate d'argent. La surface de section se présente comme un point.

Examen histologique. — M. Marfan ayant bien voulu nous laisser cette tumeur, nous la remîmes au laboratoire de l'École vétérinaire de Toulouse, où elle fut examinée par M. Laulanié, professeur d'anatomie.

Il n'y fut trouvé que du tissu fibreux pur, formé par des cellules plasmatiques et une charpente de faisceaux fibreux. Mais il n'y avait rien de spécial dans l'arrangement de tous ces éléments.

Observation XXIV.

Chambard, 1883.

1. Homme de 41 ans entre dans le service de M. Trélat, à la Charité, en décembre 1877 (1).

Une dizaine de molluscum pendulum sur différentes parties du corps et au cou. En 1870, l'un d'eux situé, sur la ligne médiane du dos, au niveau de la huitième ou dixième vertèbre dorsale, commença à grossir. Accroissement lent pendant sept ans, puis dans l'espace de six mois développement rapide. Dimension d'un rein de veau un peu aplati. Sur un fond rosé, on voit une foule de points variant du jaune au rouge. Grande tendance à l'ulcération. Indolore au toucher. Consistance analogue à celle de la langue. Aucun ganglion dans l'aisselle.

Extirpation. Après dix-huit mois d'observation, pas de récidive, ni de généralisation.

Examen histologique fait par Chambard, qui diagnostique « carcinome réticulé primitif de la peau ».

Il énumère les nombreuses raisons qui lui font penser que c'est un carcinome primitif du derme, d'origine conjonctive, provenant de la prolifération en foyer des cellules fixes ou migratrices du tissu conjonctif, et non de celle des éléments

(1) Observation publiée par Schmit. In *France médicale*, 1879.

épithéliaux du revêtement épidermique et de ses annexes (cancer d'origine épithéliale) (1).

II. Femme de 31 ans. Molluscum de la partie supérieure interne de la cuisse. Volume d'un noyau de cerise. *Congénital*, n'ayant jamais grossi. Toujours indolent.

A l'examen histologique, on y trouve un épithélioma tubulé carcinomateux.

(1) Voir l'exposé complet de l'examen histologique. In *Archives de physiologie*, 1879, p. 330.

INDEX BIBLIOGRAPHIQUE

DES OBSERVATIONS.

(a) *Fibroma molluscum généralisé.*

1 et 2. **Recklinghausen**, 1882. — Ueber die multiplen Fibrome der Haut und ihre Beziehung zu den multiplen neuromen. Berlin.

3. **Modrzejewsky**, 1881. — Gaz. hebd. de méd. et de chir., p. 508.

5. **Tilesius**, 1793. — In Jacobovitsch Dissertatio (Hist. pathol. sing. cutis turpitud., Lipsiæ, 1840).

6. **Hesselbach**, 1824. — Beschreibung der pathologischen Präparate der Würzburger Sammlung. Giessen. (Relation des préparations patholog. de l'Académie de Wurzbourg. Giessen.)

7. **Ph.-V. Walther**, 1814. — Ueber die angeborenen Fetthautgeschwülste und andere Bildungsfehler. Landshut. (Des tumeurs graisseuses de la peau congénitales et autres difformités. Landshut.)

8. **Hale Thomson**, 1841. — The Lancet, 1840-41. T. II. p. 256.)

9. **Virchow**, 1847. — Virchow's Archiv., p. 226.

10. **Verneuil**, 1858. — Bullet. de la Société anat., p. 373.

11. **Hecker**, 1858. — Die Elephantiasis oder Lepra arabica, Lahr.

12. **Hitchcock**, 1862. — American Journal of medical sciences, p. 320.

13. **Virchow**, 1863. — Pathol. des tumeurs. T. I, Paris, 1867.

14. **Nélaton** et **Chedevergne**, 1865. — Gazette des Hôpitaux, nº 17.

16. **Atkinson**, 1875. — New-York medical Journal. T. II, p. 601.

(b) *Fibroma molluscum circonscrit.*

17. **V. Mott**, 1854. — Medico-chirurgical Transactions. T. XXXVII, p. 155.

18. **Demarquay**, 1864. — Bullet. Société de chirurgie, p. 343.

19. **Denonvilliers**, 1865. — Chedevergne. — Gazette des hôpitaux. nº 17 et suivants.

20. **Bryk**, 1869. — Œsterreichische Zeitschrift f. pract. Heilkunde, XV, nº 9.

21. **Tillaux**, 1872. — Revue photographique des hôpitaux de Paris p. 385.

22. **Giorgio Marcacci**, 1879. — Di un raro esempio di fibroma mollusco (Giornale italiano delle malattie venere) cité in Annal. de dermat. et de syphil., 1880.

24. **Chambard**, 1883. — Annales de dermatologie et de syphiligraphie, fév. 1883 (Contribution à l'étude de la transformation cancéreuse des néoplasmes bénins de la peau).

BIBLIOGRAPHIE GÉNERALE

BATEMAN. — Synopsis of cutaneons diseases, 1819.

BAZIN. — Journal des Connaissances médicales, 1851.

— Leçons théoriques et cliniques sur les affections cutanées artificielles, 1862, p. 445.

— Leçons sur la scrofule, 1861, p. 530 (observ. de Lutz).

BIETT. — Art. Molluscum In Dict. en 30 volumes.

BEALE. — Microscopic examination of the tubercles of molluscum, Londres, 1855. — Transactions of the pathological Society, VI, 313.

BESNIER. — Annales de dermatologie et syphiligraphie, 1880.

BELL (John). — Principles of surgery, London, 1826. T. III. p. 40.

BILLROTH — Eléments de path. chirurg. génér., Paris, 1874, p. 582.

BUDIN. — Revue photographique des hôpitaux de Paris, 1872.

BROCA. — Traité des tumeurs, 1869.

CAZENAVE et SCHEDEL. — Abrégé pratique des maladies de la peau, Paris, 1838, p. 385.

CHALLAND. — Bulletin de la Société anatomique, 1871.

CHRISTOT. — Névromes plexiformes. Gazette hebd. de méd. et de chir., 1870, p. 242.

CORNIL et RANVIER. — Manuel d'histologie pathologique, 1881, T. I, p. 186.

CRUVEILHIER. — Anat. path. gén., 1856. T. III, p. 635.

DIAZ DE BEDOYA. — Du molluscum. Th. de Paris, 1856, nº 85.

HEURTAUX. — Fibrome in dict. Jaccoud.

HARDY. — Acné in dict. Jaccoud.

— Molluscum, in dict. Jaccoud.

HÉBRA. — Traité des maladies de la peau (trad. Doyon), Paris, 1878, T, II.

HILTON-FAGGE et HOWSE. — Médic. chir. Transactions, London, 1870.

KAPOSI. — Leçons sur les maladies de la peau (trad. Besnier et Doyon), Paris, 1881, T. II, p. 210.

LANCEREAUX. — Anat. path., 1875, p. 373.

LAGRANGE et DURET. — Bulletin de la société anatomique, 1873.

LAUNOIS et VARIOT. — Névromes multiples. Revue mensuelle de chirurgie. Juin 1883.

MALASSEZ. — Bulletin de la société anatomique, 1871.

MARGERIN. — Névromes plexiformes. Th. de Paris, 1867.

MARFAN. — Archives de tocologie, 1882, Molluscum simplex de la grande lèvre.

MICHEL. — American Journal of the medical sciences, 1875.

MURRAY. — The Lancet. Mars 1873.

MICHEL. — Art. Molluscum in dict. encyclopédique.

MOLLIÈRE (Daniel). — Art. Fibrome in dict. encyclopédique.

NEUMANN. — Traité des maladies de la peau.

OCTERLONY. — Arch. of dermatology, New-York, 1875, T. I, p. 300.

PAGET. — Lectures on surgical pathology, Londres, 1863.

PLENCK. — Doctrina de morbis cutaneis, Viennæ, 1783, p. 97.

RAYER. — Traité des maladies de la peau, Paris, 1835, p. 105.

RINDFLEISCH. — Histologie pathol., Paris, 1873, p. 320.

ROBIN. — Art. Lamineux, in Dict. encyclopédique,

VERNEUIL. — Mémoires de la société de biologie, 1855.

VIRCHOW. — Pathologie des tumeurs, 1867, T. I.

VILLENEUVE fils (de Marseille). — Eléphantiasis de la vulve. Marseille médical, 1875.

Paris.—Typ. A. PARENT, A. DAVY succr, imp. de la Faculté de médecine, 52, rue Madame et rue Monsieur-le-Prince, 14.

www.ingramcontent.com/pod-product-compliance
Ingram Content Group UK Ltd.
Pitfield, Milton Keynes, MK11 3LW, UK
UKHW021555260726
13993UKWH00002B/849

9 782329 117621